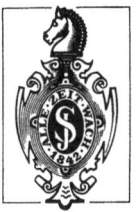

Die gastroenterologischen Fibeln werden herausgegeben von S. Müller-Lissner und H. R. Koelz.

Weitere Bände zu den Themen Leber, Ulkus, Galle, Kolon sind in Vorbereitung

S. Müller-Lissner, M. Starlinger
und H. R. Koelz

Refluxfibel

Springer-Verlag Berlin Heidelberg New York
London Paris Tokyo Hong Kong

Prof. Dr. med. S. MÜLLER-LISSNER
Abteilung Gastroenterologie,
Chirurgische Universitätsklinik,
Nußbaumstraße 20, D-8000 München 2

PD Dr. med. M. STARLINGER
Chirurgische Universitätsklinik, Calwer Straße 7,
D-7400 Tübingen

PD Dr. med. H. R. KOELZ
Abteilung Gastroenterologie, Medizinische Klinik,
Triemli-Spital, CH-8063 Zürich

Mit 2 Farbtafeln

ISBN-13:978-3-540-51007-9 e-ISBN-13:978-3-642-74656-7
DOI: 10.1007/978-3-642-74656-7

CIP-Titelaufnahme der Deutschen Bibliothek:
Müller-Lissner, Stefan: Refluxfibel / S. Müller-Lissner, M. Starlinger u.
H. R. Koelz. - Berlin ; Heidelberg ; New York ; London ; Paris ; Tokyo ;
Hong Kong : Springer, 1989
ISBN-13:978-3-540-51007-9

NE: Starlinger, Michael:; Koelz, Hans R.:

Das Werk ist urheberrechtlich geschützt. Die dadurch begründeten Rechte, insbesondere die der Übersetzung, des Nachdrucks, des Vortrags, der Entnahme von Abbildungen und Tabellen, der Funksendung, der Mikroverfilmung oder der Vervielfältigung auf anderen Wegen und der Speicherung in Datenverarbeitungsanlagen, bleiben, auch bei nur auszugsweiser Verwertung, vorbehalten. Eine Vervielfältigung dieses Werkes oder von Teilen dieses Werkes ist auch im Einzelfall nur in den Grenzen der gesetzlichen Bestimmungen des Urheberrechtsgesetzes der Bundesrepublik Deutschland vom 9. September 1965 in der Fassung vom 24. Juni 1985 zulässig. Sie ist grundsätzlich vergütungspflichtig. Zuwiderhandlungen unterliegen den Strafbestimmungen des Urheberrechtsgesetzes.

© Springer-Verlag Berlin Heidelberg 1989

Die Wiedergabe von Gebrauchsnamen, Handelsnamen, Warenbezeichnungen usw. in diesem Werk berechtigt auch ohne besondere Kennzeichnung nicht zu der Annahme, daß solche Namen im Sinne der Warenzeichen- und Markenschutz-Gesetzgebung als frei zu betrachten wären und daher von jedermann benutzt werden dürften.

Produkthaftung: Für Angaben über Dosierungsanweisungen und Applikationsformen kann vom Verlag keine Gewähr übernommen werden. Derartige Angaben müssen vom jeweiligen Anwender im Einzelfall anhand anderer Literaturstellen auf ihre Richtigkeit überprüft werden.

Gesamtherstellung: Appl, Wemding
2121/3130-543210 - Gedruckt auf säurefreiem Papier

Vorwort

Es fehlt nicht an ausführlichen Darstellungen gastroenterologischer Krankheiten. Der vielbeschäftigte Arzt findet jedoch oft kaum Muße, ein umfangreiches Werk über ein Einzelgebiet zu lesen und sich den Inhalt zum praktischen Gebrauch anzueignen. Mit der vorliegenden Refluxfibel haben wir versucht, alle wichtigen Aspekte der gastroösophagealen Refluxkrankheit in sehr gedrängter Form und doch leicht verständlich zu vermitteln. Das Wesentliche sollte aus den Illustrationen ersichtlich sein; die kurzen Texte sind als Legenden zu verstehen.

Wir möchten Herrn Dr. H. Geerke, Wiesbaden, danken, der uns als wertvoller Berater zur Seite stand und der die rasche Realisierung des Vorhabens ermöglicht hat. Danken möchten wir auch Frau Ch. Burzig-Hoppe und Herrn W. Matejunas, Wiesbaden, für die organisatorische Hilfe. Die Graphiken wurden von Frau I. Wiktorin, München, und Herrn H. Feldmann, Wiesbaden, ausgeführt.

Frühjahr 1989   Stefan Müller-Lissner
                                   Michael Starlinger
                                   Hans Rudolf Koelz

Inhaltsverzeichnis

Einleitung	1
Häufigkeit	2
Physiologie	4
Normaler Schluckakt	4
Antirefluxmechanismen	6
„Ösophagusclearance"	8
Pathophysiologie	10
Ursache der Refluxkrankheit	10
Refluxmechanismen bei primärer Refluxkrankheit	12
Refluxfördernde Faktoren	14
Refluxfolgen	16
Entwicklung der Refluxkrankheit und der Komplikationen	18
Endobrachyösophagus	20
Interaktionen zwischen Speiseröhre, Herz und Lunge	22
Natürlicher Verlauf	24
Diagnostik	26
Übersicht	26
Symptomatik	28
Endoskopie	30
Endoskopische Befunde	32
Langzeit-pH-Metrie	36
Ösophagusmanometrie	38
Praktische Diagnostik	40
Konservative Therapie	42
Übersicht	42
Allgemeine Maßnahmen	44
Medikamentöse Therapie	46
Bougierung bei peptischer Stenose	48
Chirurgische Therapie	50
Operationsmethoden	50

Indikationen zur operativen Therapie 52
Beschwerden nach Fundoplicatio 54

Praktische Therapie 56
Refluxkrankheit ohne Erosionen und Ulzera 56
Refluxösophagitis 58

Literatur 61

Einleitung

Reflux von saurem Mageninhalt in die Speiseröhre ist ein häufiges Ereignis, führt aber nur selten zu Symptomen. Gelegentliche Refluxsymptome haben keinen Krankheitswert. Von *Refluxkrankheit* sprechen wir, wenn ein Patient wegen refluxbedingter Symptome den Arzt aufsucht, unter *Refluxösophagitis* verstehen wir makroskopisch sichtbare Folgen des gastroösophagealen Refluxes in Form von Erosionen oder Ulzera.

Da die Mehrzahl der Refluxkranken keine Ösophagitis hat, ist die Kenntnis der Symptomatik entscheidend, um eine adäquate Therapie einzuleiten. Diese besteht in allgemeinen Verhaltensmaßnahmen und einer auf den Schweregrad der Erkrankung abgestimmten medikamentösen Therapie. Nur bei wenigen Patienten sind chirurgische Maßnahmen erforderlich.

Häufigkeit

Häufigkeit von Refluxsymptomen

Etwa jeder Fünfte eines repräsentativen Bevölkerungsquerschnitts in Deutschland hat wenigstens gelegentlich Refluxsymptome, die Mehrheit jedoch nur einige Male im Jahr.

Refluxkrankheit in der Allgemeinpraxis

Ein Drittel der Personen mit gelegentlichen Refluxsymptomen sucht wegen dieser Beschwerden den Arzt auf. Dies bedeutet, daß etwa 6% der Gesamtbevölkerung wegen Refluxsymptomen einen Arzt konsultieren. Entsprechend stellen Patienten mit Refluxbeschwerden einen erheblichen Anteil derjenigen Patienten, die sich wegen Beschwerden im Gastrointestinaltrakt dem Arzt vorstellen, nämlich rund 30%.

Refluxösophagitis

Nur ein relativ geringer Teil der Patienten mit Refluxsymptomen hat auch ösophageale Erosionen. So zeigten sich erosive Schleimhautveränderungen nur bei etwa einem Viertel derjenigen Patienten, die wegen eines mehr oder weniger begründeten Verdachts auf Refluxkrankheit endoskopiert wurden. Mit der Endoskopie kann daher nur eine Minderheit der Fälle mit Refluxkrankheit erfaßt werden.

Häufigkeit

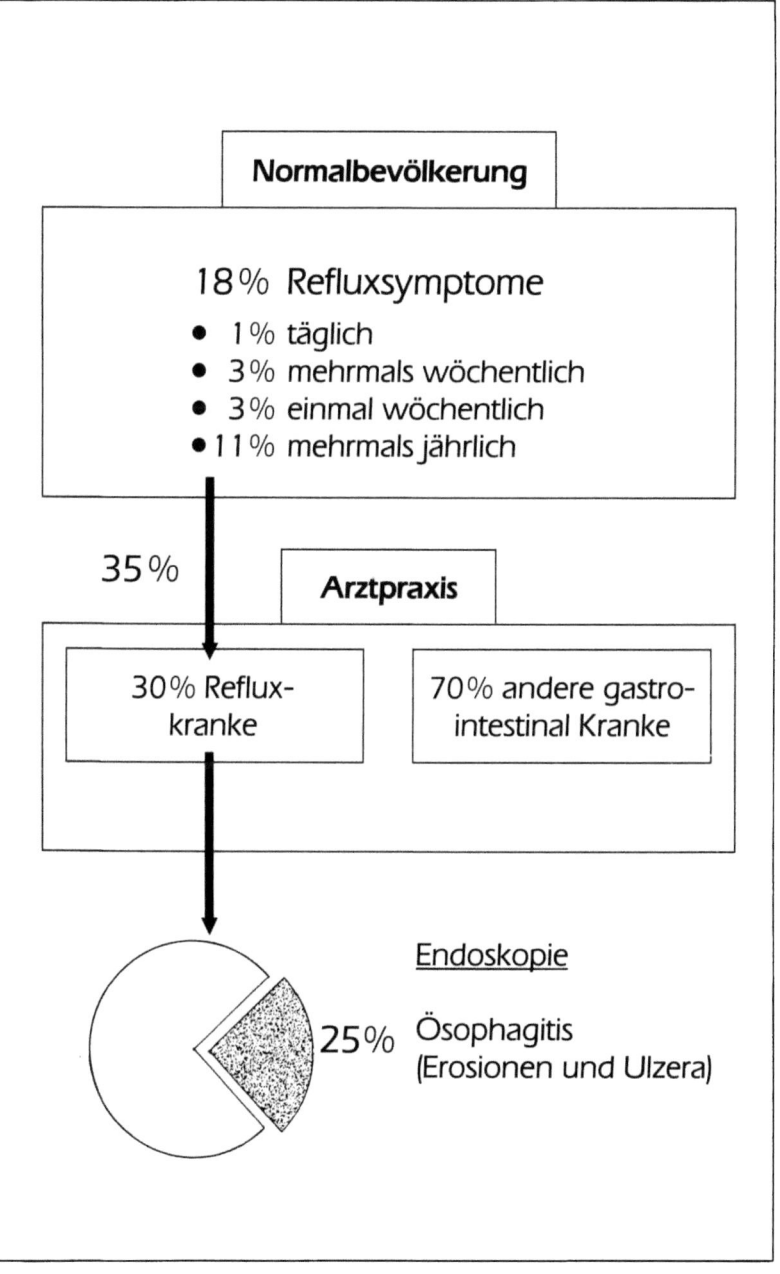

Physiologie

Normaler Schluckakt

Der normale Schluckakt besteht aus einer Reihe von Reflexen, welche durch Berührung des Speisebolus mit dem Zungengrund ausgelöst werden. Nach Hochsteigen des Larynx und Verschluß der Glottis kommt es zu einer Pharynxkontraktion und einer gleichzeitigen Öffnung des oberen Ösophagussphinkters. Damit wird der Bolus in den tubulären Ösophagus transportiert. Eine peristaltische Welle bringt ihn zum distalen Ende des Ösophagus. Der untere Ösophagussphinkter erschlafft für einige Sekunden und läßt den Bolus in den Magen gleiten. Der gesamte Schluckakt dauert etwa 10 Sekunden.

In Ruhe weisen sowohl der obere als auch der untere Ösophaguspinkter einen Tonus auf, der zu einem Verschluß des Lumens an diesen beiden Stellen führt. Dagegen zeigt der tubuläre Ösophagus außerhalb des Schluckakts normalerweise keine Ruheaktivität.

Normaler Schluckakt

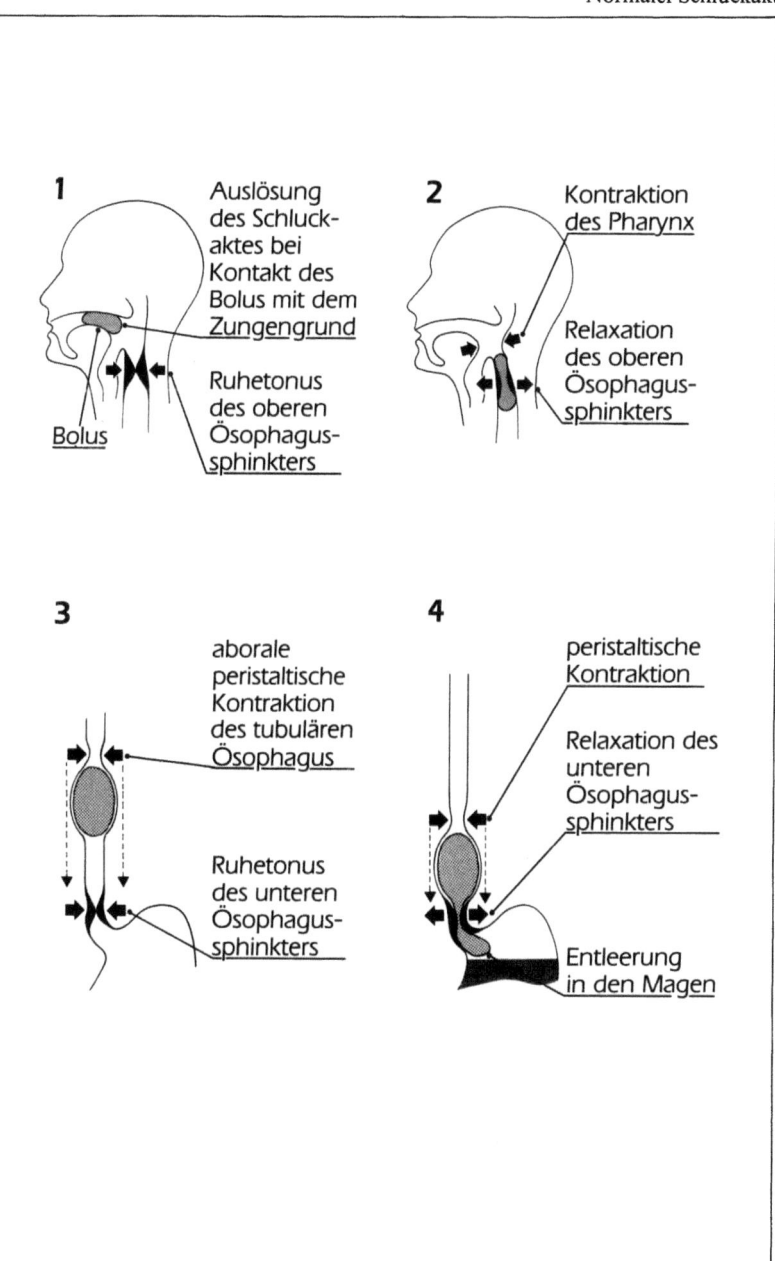

Antirefluxmechanismen

Unterer Ösophagussphinkter

Bedingt durch den Druckgradienten zwischen den Lumina von Magen und tubulärem Ösophagus besteht eine Tendenz zum Zurückfließen von Mageninhalt in die Speiseröhre. Dieser gastroösophageale Reflux wird normalerweise durch sogenannte Antirefluxmechanismen verhindert, deren wichtigster der Ruhetonus des unteren Ösophagussphinkters ist. Nach Entfernung oder Zerstörung dieses anatomisch schwer faßbaren, funktionell aber klar definierten Verschlußorgans kommt es in jedem Fall zu massivem gastroösophagealem Reflux.

Mögliche zusätzliche Antirefluxmechanismen

Unter den vielen anderen postulierten Antirefluxmechanismen seien die folgenden erwähnt: Die intraabdominale Lage des distalen Ösophagus führt dazu, daß bei einer Drucksteigerung im Abdomen nicht nur der Magen, sondern auch der distale Ösophagus komprimiert wird. Bei Kontraktion des Zwerchfells können die Zwerchfellschenkel den Ösophagus einklemmen und verschließen. Das Gemeinsame der zusätzlichen Antirefluxmechanismen besteht darin, daß sie bei einer axialen Hiatushernie außer Funktion gesetzt werden.

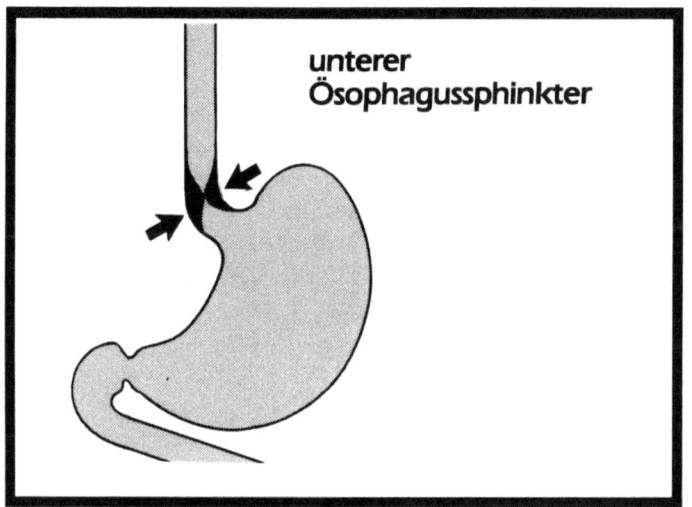

Mögliche zusätzliche Antirefluxmechanismen

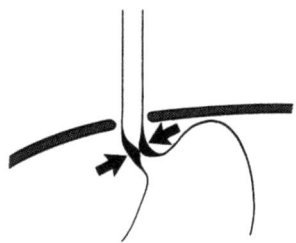

intraabdominale Lage
des distalen Ösophagus

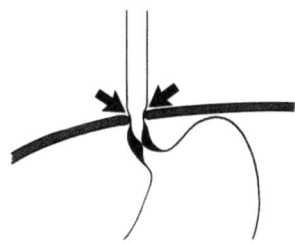

Zwerchfellzwinge

„Ösophagusclearance"

In den Ösophagus zurückgeflossener Mageninhalt wird normalerweise durch die ösophageale „Clearancefunktion" (Selbstreinigung) wieder in den Magen zurücktransportiert. Für die „Grobreinigung" ist die ösophageale Peristaltik verantwortlich. Die „Feinreinigung" wird durch den Speichel besorgt. Reste refluierender Säure werden durch Verschlucken von Speichel weggewaschen und durch das Bicarbonat im Speichel neutralisiert.

Sowohl die Schluckfrequenz als auch die Speichelsekretion sind während des Schlafs vermindert. Dadurch wird im Schlaf die Refluxdauer verlängert.

"Ösophagusclearance"

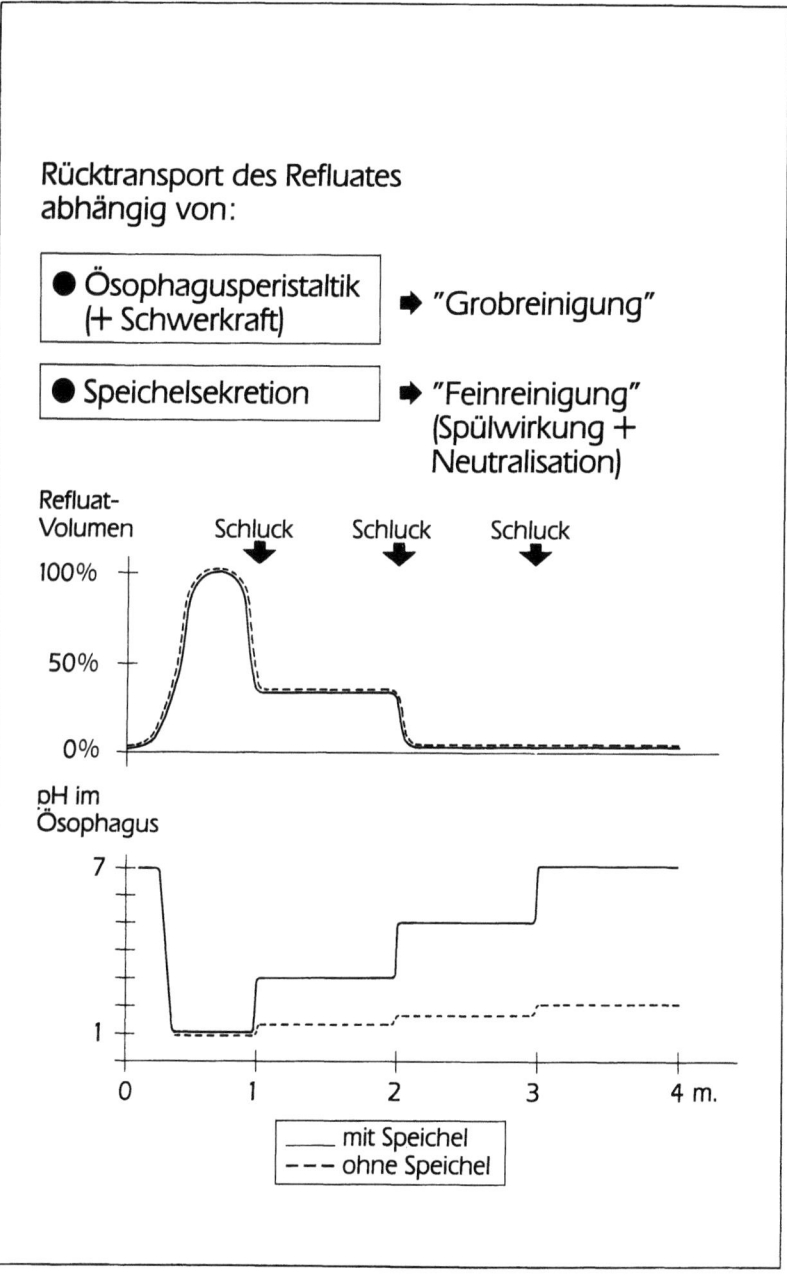

Pathophysiologie

Ursache der Refluxkrankheit

Primäre Refluxkrankheit

Ihre Ursache ist unbekannt. Sie ist meist mit einer axialen Hiatushernie vergesellschaftet, wobei die Hernie allein nicht für die Refluxkrankheit verantwortlich ist. Der axialen Hiatushernie kommt bei der Entstehung der Refluxkrankheit vermutlich eine „permissive" Rolle zu.

Sekundäre Refluxkrankheit

Die sekundäre Refluxkrankheit tritt als Folge eines anderen, meist leicht erkennbaren Leidens auf. Beispielsweise führt die Zerstörung oder Entfernung des unteren Ösophagussphinkters obligat zu Reflux.

Bekannt ist eine schwere Refluxkrankheit bei Sklerodermie. Die Krankheit befällt die glattmuskulären Teile des Ösophagus, d. h. den unteren Ösophagussphinkter und den distalen Teil des tubulären Ösophagus. Dadurch werden sowohl der wichtigste Antirefluxmechanismus wie auch die „Ösophagusclearance" schwer beeinträchtigt.

Eine gestörte Magenentleerung führt zu einem Druckanstieg im Magen, und damit zu einer Erhöhung des Druckgradienten zwischen Magen- und Ösophaguslumen. Es finden sich beispielsweise schwere Refluxösophagitiden, wenn die Magenentleerung durch ein stenosierendes Ulkus am Magenausgang behindert wird.

Reflux tritt schließlich gehäuft in der Schwangerschaft auf, wobei der untere Ösophagussphinkter durch erhöhte Serumspiegel von Östrogenen und Gestagenen geschwächt wird.

Primäre Refluxkrankheit: Ursache unbekannt
(meist mit axialer Hiatushernie)

Sekundäre Refluxkrankheit:

- Zerstörung des unteren Ösophagussphinkters
  - Dehnung oder Myotomie zur Behandlung der Achalasie
  - totale (oder proximale) Magenresektion mit Entfernung der Kardia

- Neuromuskuläre Erkrankungen
  - Sklerodermie
  - Muskeldystrophie

- Gestörte Magenentleerung
  - Magenausgangsstenose
  - Magenatonie

- Schwangerschaft

Refluxmechanismen bei primärer Refluxkrankheit

Unzeitgemäße Erschlaffung

Gelegentlicher Reflux ist physiologisch. Die meisten Refluxepisoden beim Gesunden und auch bei Patienten mit leichter Refluxkrankheit werden durch eine unzeitgemäße Erschlaffung des unteren Ösophagussphinkters ausgelöst. Im Gegensatz zum normalen Schluckakt wird bei dieser Erschlaffung der tubuläre Ösophagus nicht durch eine unmittelbar nachfolgende peristaltische Welle vor Reflux geschützt.

Streßreflux

Bei einem geschwächten unteren Ösophagussphinkter können abdominelle Druckspitzen (beim Husten, Lachen und bei Bauchpresse) zu „Streßreflux" führen.

Freier Reflux

Bei schwerer Refluxkrankheit findet sich kein funktionell wirksamer unterer Ösophagussphinkter mehr. Dabei kann es vor allem im Liegen fast ständig zu freiem Reflux kommen.

Refluxmechanismen bei primärer Refluxkrankheit

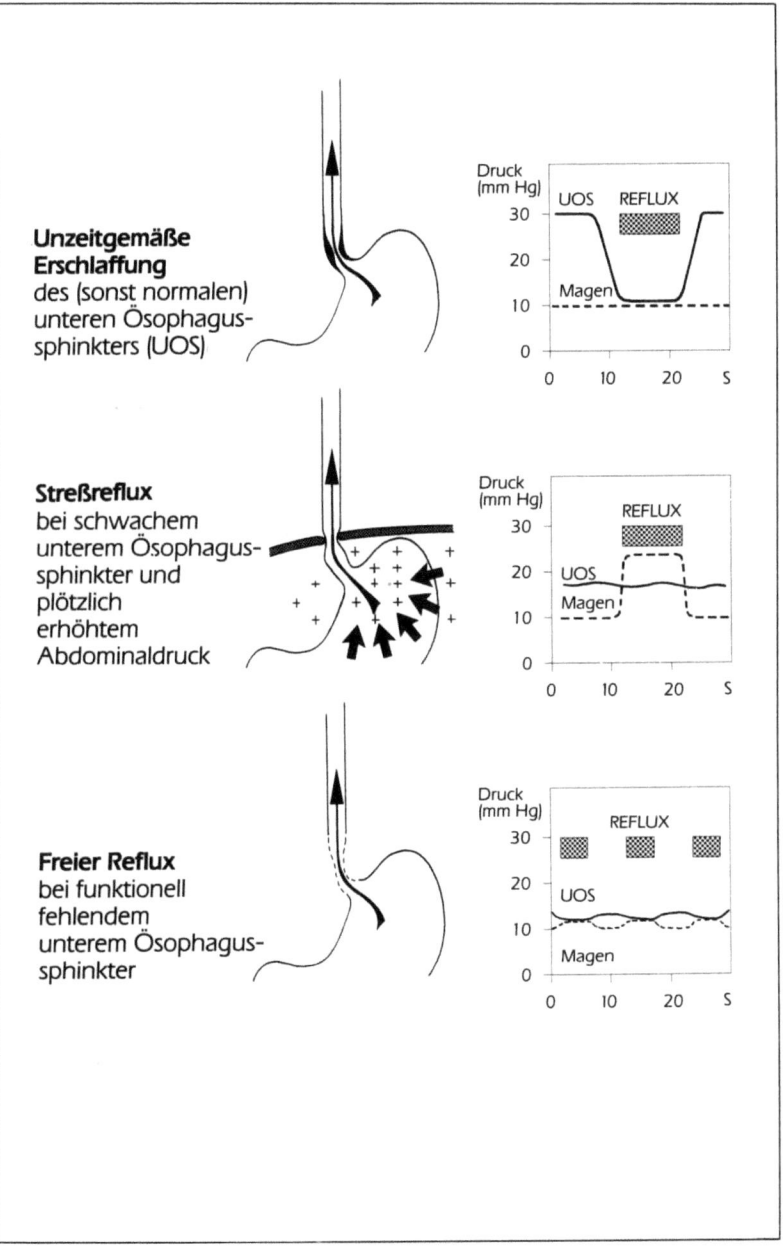

Refluxfördernde Faktoren

Hiatushernie

Bei Hiatushernien sind Teile des Magens in den Thoraxraum verlagert. Voraussetzung ist eine lockere Verankerung der Kardia (gastroösophagealer Übergang) mit dem Zwerchfell.

Eine axiale Hiatushernie kann bei fast allen Patienten mit primärer Refluxkrankheit nachgewiesen werden. Zusätzliche Antirefluxmechanismen, wie die Wirkung der Zwerchfellzwinge und die intraabdominelle Lage des distalen Ösophagus, fallen bei der Hernie aus. Die Größe der Hernie korreliert nicht mit dem Schweregrad der Refluxkrankheit. Die meisten Träger einer axialen Hiatushernie sind völlig gesund.

Weitere refluxfördernde Faktoren

Die hier erwähnten Faktoren erhöhen über unterschiedliche Mechanismen das Risiko für Reflux.

Refluxfördernde Faktoren

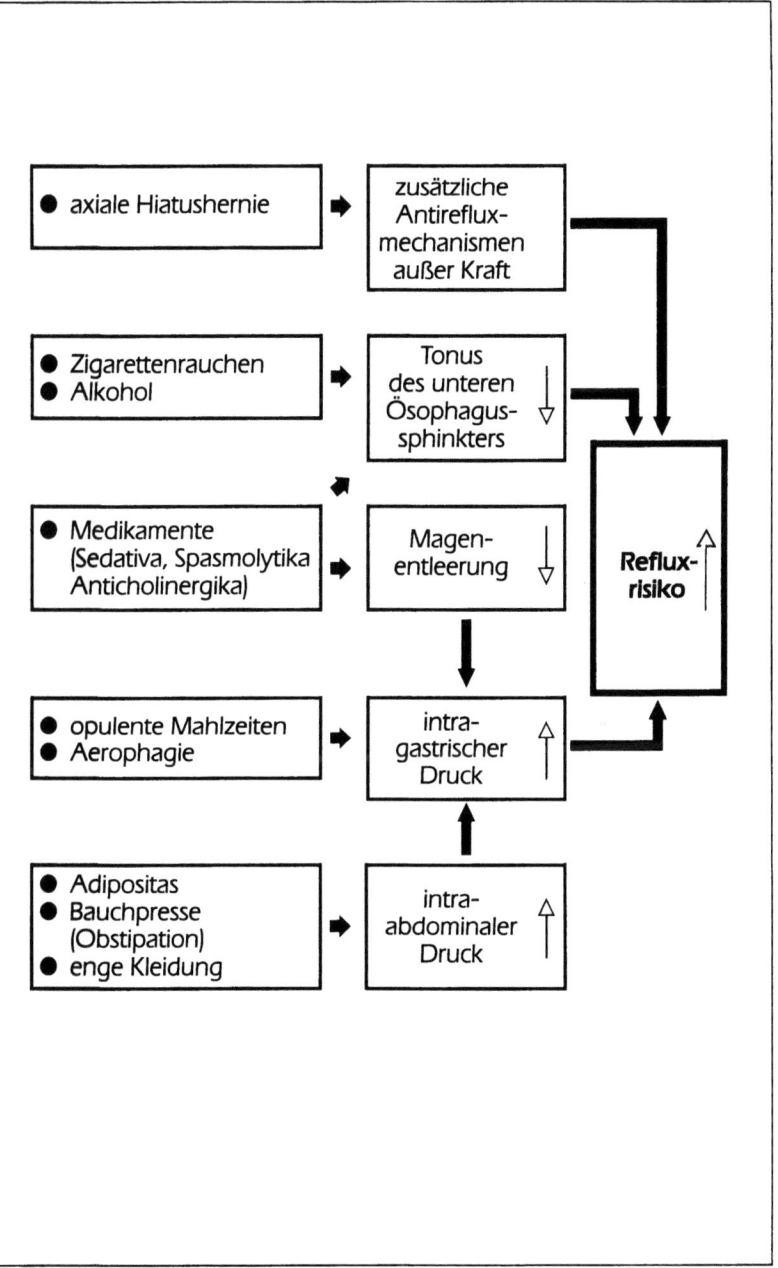

Reflexfolgen

Expositionsdauer

Für die Entstehung der Refluxkrankheit entscheidend ist die Zeit, während der die Ösophagusmukosa dem aggressiven Refluat ausgesetzt ist. Die Expositionsdauer ergibt sich aus der Häufigkeit von Refluxepisoden (hauptsächlich durch den unteren Ösophagussphinkter bedingt) und der Dauer der einzelnen Refluxepisoden (durch ösophageale „Clearance" bedingt).

Aggressivität des Refluats

Der wichtigste aggressive Faktor des Refluats ist die Säure. Beim massiven Reflux, beispielsweise nach vollständiger Entfernung des Magens einschließlich unterem Ösophagussphinkter, kann auch schwach alkalischer Dünndarminhalt zur Refluxkrankheit führen.

Defensive Faktoren

Noch unzureichend bekannt ist, ob auch defensive Faktoren der Ösophagusmukosa eine Rolle spielen. Sicher ist, daß das Plattenepithel des Ösophagus gegenüber einer Säureexposition wesentlich weniger resistent ist als das Zylinderepithel des Magens oder Duodenums.

Refluxfolgen

Speiseröhre (s. S. 18)
Bronchopulmonale Komplikationen (s. S. 22)

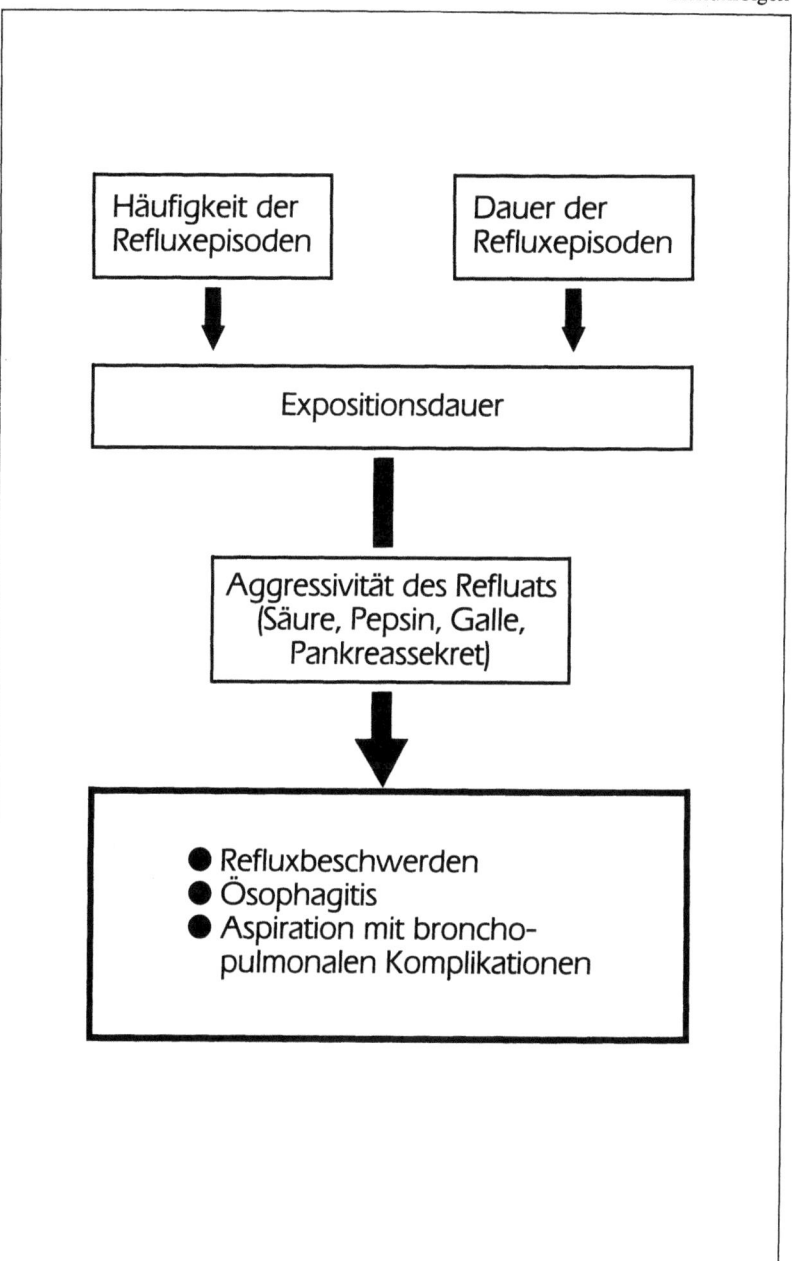

Entwicklung der Refluxkrankheit und der Komplikationen

Erosionen

Aggressives Refluat führt zu einer vermehrten Abschilferung des Plattenepithels. Die Mukosa versucht, den Verlust durch eine vermehrte Regeneration auszugleichen. Es entstehen eine verdickte Basalzellschicht und verlängerte Stromapapillen. Zusätzlich finden sich als Entzündungszeichen Granulozyteninfiltrate. Eine fortgesetzte korrodierende Wirkung führt zu oberflächlichen Mukosadefekten (Erosionen).

Ulzera

Tiefe, bis unter die Muscularis mucosae reichende Epitheldefekte, d. h. Ulzera, entstehen vermutlich nur an den Grenzflächen zwischen Plattenepithel und Zylinderepithel. Derartige Epithelgrenzen finden sich am Übergang der Ösophagusmukosa zur Magenmukosa (Oro serrata, Z-Linie) sowie in Plattenepithelinseln innerhalb eines Endobrachyösophagus (s. S. 20).

Komplikationen

Peptische Stenose (s. S. 48)
Adenokarzinom (s. S. 20)
Blutung (s. S. 20)

Entwicklung der Refluxkrankheit und der Komplikationen

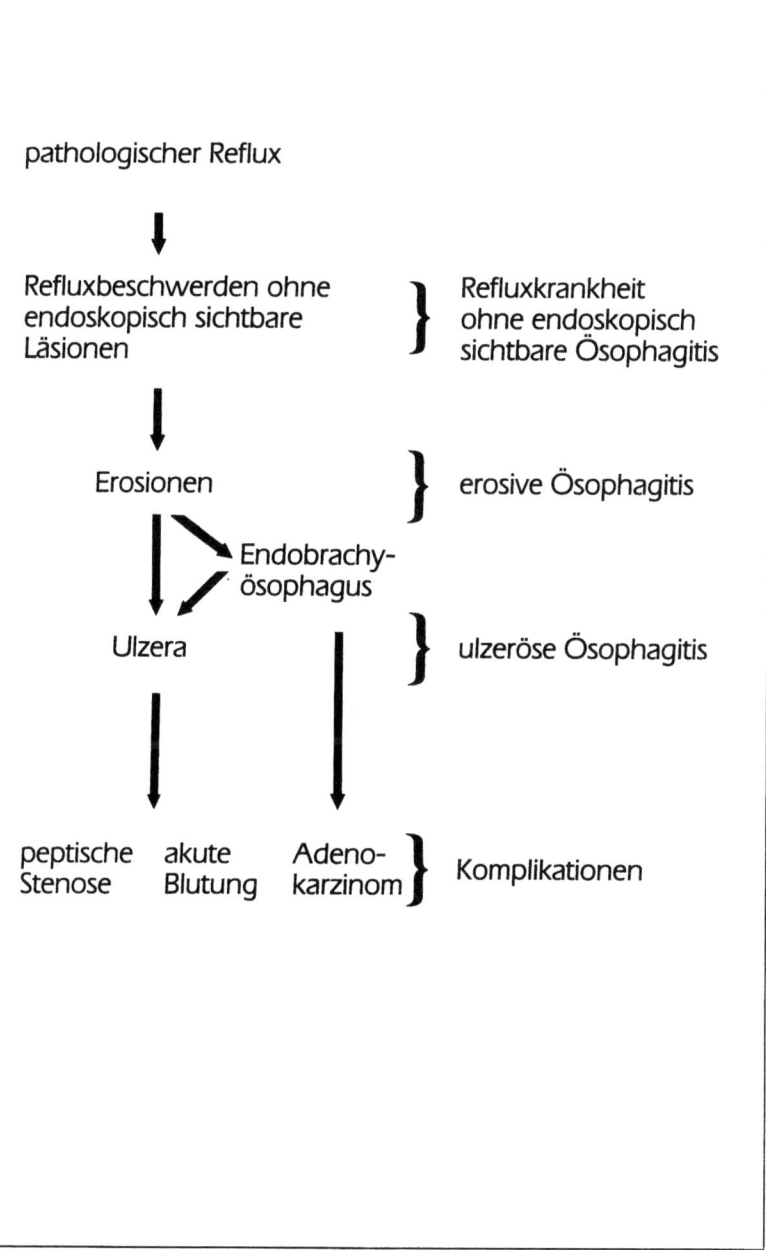

Endobrachyösophagus

Pathogenese

Bei etwa 10% der Patienten mit erosiv ulzeröser Ösophagitis wird das zugrunde gegangene Plattenepithel des Ösophagus durch Zylinderepithel ersetzt. Zuerst finden sich von der Z-Linie aufsteigende, fingerförmige „Zylinderzellnarben", später wird der distale Ösophagus zirkulär von Zylinderepithel ausgekleidet. Bei zirkulärer Auskleidung des distalen Ösophagus mit heterotopem Zylinderepithel über eine Länge von mindestens 2 cm spricht man von einem Endobrachyösophagus.

Komplikationen

Der Endobrachyösophagus ist eine häufige Voraussetzung für Komplikationen der Refluxösophagitis. Die meisten Ösophagusulzera entwickeln sich innerhalb (Barrett-Ulkus) oder am proximalen Rand (Übergangsulkus) eines Endobrachyösophagus. Barrett-Ulzera neigen zu Blutungen, Übergangsulzera zu narbiger Schrumpfung und peptischer Stenose. Der Endobrachyösophagus ist eine Präkanzerose. Eine regelmäßige Überwachung (Endoskopie mit multiplen Biopsien) ist deshalb wichtig, auch nach chirurgischer Therapie der Refluxkrankheit.

Endobrachyösophagus

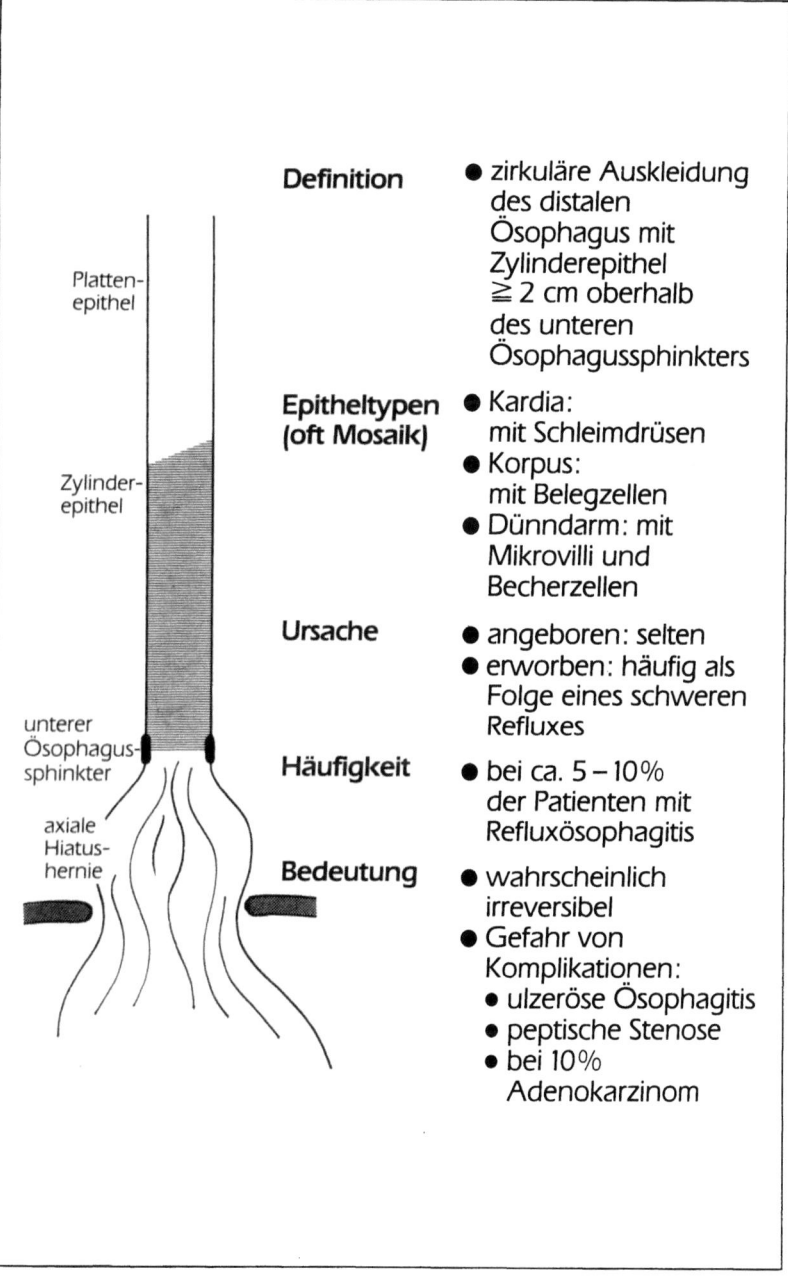

Definition	• zirkuläre Auskleidung des distalen Ösophagus mit Zylinderepithel ≧ 2 cm oberhalb des unteren Ösophagussphinkters
Epitheltypen (oft Mosaik)	• Kardia: mit Schleimdrüsen • Korpus: mit Belegzellen • Dünndarm: mit Mikrovilli und Becherzellen
Ursache	• angeboren: selten • erworben: häufig als Folge eines schweren Refluxes
Häufigkeit	• bei ca. 5–10% der Patienten mit Refluxösophagitis

Bedeutung	• wahrscheinlich irreversibel
	• Gefahr von Komplikationen:
	  • ulzeröse Ösophagitis
	  • peptische Stenose
	  • bei 10% Adenokarzinom

Labels in figure: Plattenepithel, Zylinderepithel, unterer Ösophagussphinkter, axiale Hiatushernie

Interaktionen zwischen Speiseröhre, Herz und Lunge

Bronchialsystem und Speiseröhre

Es gibt Hinweise darauf, daß gastroösophagealer Reflux bronchopulmonale Erkrankungen hervorrufen oder verschlimmern kann. Pathogenetisch kommt zum einen die Aspiration von Refluat ins Bronchialsystem in Frage. Dies kann zu Bronchopneumonien führen. Bei einem hyperreagiblen Bronchialsystem kann ein Asthmaanfall ausgelöst werden. Dies geschieht entweder direkt durch Aspiration oder indirekt reflektorisch über eine Reizung der Ösophagusschleimhaut. Wenn Refluxsymptome die Atemwegserkrankung begleiten, sollte man an einen Zusammenhang denken.

Umgekehrt ist auch eine Verschlechterung der gastroösophagealen Refluxerkrankung durch die Behandlung von Atemwegserkrankungen denkbar. Theophyllinderivate senken den Druck im unteren Ösophagussphinkter.

Koronararterien und Speiseröhre

Bei Patienten mit koronarer Herzerkrankung kann gastroösophagealer Reflux über zwei Mechanismen zur myokardialen Ischämie beitragen. Einerseits können refluxbedingte Beschwerden über einen Anstieg von Herzfrequenz und Blutdruck zu einer Steigerung des myokardialen Sauerstoffverbrauchs führen und somit eine Ischämie auslösen. Andererseits ist – ähnlich den reflektorischen Mechanismen beim Bronchospasmus – eine reflektorische Auslösung von Koronarspasmen vorstellbar.

Die wichtigsten zur Behandlung der koronaren Herzerkrankung eingesetzten Medikamente, nämlich die Nitrate und die Calcium-Antagonisten, hemmen die Kontraktilität der Speiseröhre. Außerdem senken diese Substanzen den Druck im unteren Ösophagussphinkter und können dadurch Reflux fördern.

Bronchopulmonale Erkrankungen

- Reflux → Atemwege
  - Aspiration von Refluat
  - reflektorische Bronchokonstriktion (ohne Aspiration)
- Atemwege → Reflux
  - Theophyllin senkt den Druck im unteren Ösophagussphinkter

Koronare Herzerkrankung

- Reflux → Koronarien
  - Reflux → Schmerzen → Blutdruck- und Frequenzanstieg → myokardialer O_2-Verbrauch → Ischämie
  - reflektorischer Koronarspasmus
- Koronarien → Reflux
  - Nitrate und Ca-Antagonisten senken den Druck im unteren Ösophagussphinkter und verschlechtern die Clearance

Natürlicher Verlauf

Refluxsymptome

Die meisten Patienten mit Refluxsymptomen berichten über einen schubweisen Verlauf. Manche haben nur einen oder wenige Schübe, andere häufige Schübe mit zwischenzeitlicher Beschwerdefreiheit. Viele Patienten mit endoskopisch sichtbarer Ösophagitis leiden praktisch dauernd unter ihren Beschwerden, wobei die Intensität der Symptome erheblich schwankt. Einzelne Patienten stellen sich erst dann einem Arzt vor, wenn es durch eine peptische Stenose zu einer Dysphagie gekommen ist. Auf Befragen geben diese Patienten dann zwar langjährige Refluxsymptome an. Diese hatten sie aber niemals so belästigt, daß sie den Arzt aufsuchten.

Prognose der Beschwerden

In einer Langzeitbeobachtung über 10 Jahre zeigte sich, daß Patienten mit relativ geringen Refluxbeschwerden und ohne Ösophagitis zu 80% beschwerdefrei oder gebessert waren, während dies bei Patienten mit Ösophagitis nur in 40% der Fall war.

Prognose der Ösophagitis

Bei rund 10% der Patienten mit Ösophagitis entwickelt sich ein Endobrachyösophagus. Bei wiederum 10% von diesen soll sich im Lauf des Lebens ein Adenokarzinom der Speiseröhre entwickeln. Die Angaben über die Häufigkeit einer peptischen Stenose schwanken erheblich; wahrscheinlich ist die Stenose seltener als der Endobrachyösophagus.

Natürlicher Verlauf

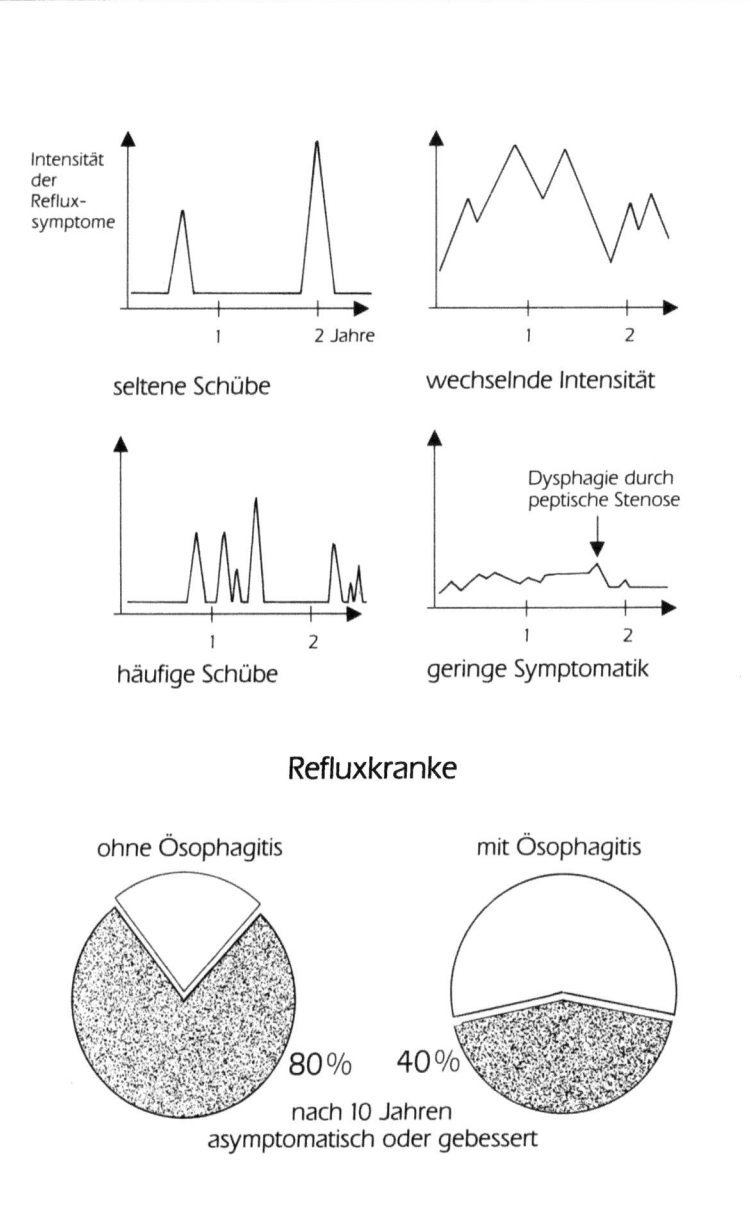

Diagnostik

Übersicht

Basisdiagnostik

Die bei der Anamneseerhebung erfragten Symptome lenken den Verdacht auf eine Refluxkrankheit als Ursache der Beschwerden. Die Endoskopie ist in der Lage, makroskopisch sichtbare Schädigungen der Ösophagusschleimhaut nachzuweisen. Eine weitergehende Diagnostik ist bei der Mehrzahl der Patienten nicht erforderlich.

Spezielle Diagnostik

Spezielle Verfahren sind in der Lage, entweder die Transportfunktion der Speiseröhre zu analysieren oder – als deren Grundlage – die Wandbewegungen der Speiseröhre darzustellen. Die pH-Metrie und Manometrie sind auf den folgenden Seiten dargestellt. Der Röntgenuntersuchung kommt heute keine wesentliche Rolle mehr zu. Sie eignet sich zwar gut zur Darstellung einer axialen Hiatushernie. Deren Nachweis trägt jedoch zur weiteren Behandlung des Patienten nichts Wesentliches bei. Nuklearmedizinische Verfahren sind für die klinische Diagnostik der Refluxkrankheit unwichtig.

Praktische Diagnostik

Diese wird nach der Darstellung der apparativen Verfahren geschildert.

Refluxfolgen	Anamnese
	Endoskopie
Transportfunktion	pH-Metrie
	Nuklearmedizin
	Röntgen
Wandbewegung	Manometrie
	Röntgen

Diagnostik

Symptomatik

Es kann sehr schwierig sein, sich mit dem Patienten über eine Symptomatik im Bereich innerer Organe zu verständigen. Daher wird nur bei einem Teil der Patienten allein aufgrund der Symptome die Diagnose gastroösophageale Refluxkrankheit gestellt.

Typische Symptome

Berichtet der Patient über saure Regurgitation, retrosternales und epigastrisches Brennen als Hauptbeschwerden, liegt sehr wahrscheinlich eine Refluxkrankheit vor. Eine typische Symptomatik wird von weniger als der Hälfte der Patienten mit Refluxkrankheit berichtet.

Der häufig gebrauchte Begriff „Sodbrennen" wird nicht von allen Patienten und Untersuchern gleich verstanden. Er wird teils für epigastrisches, teils für retrosternales Brennen verwandt.

Ambivalente retrosternale Symptome

Sowohl bei Refluxkrankheit als auch bei koronarer Herzkrankheit kann über retrosternalen Druck, Enge oder Schmerz geklagt werden. Bei der Refluxkrankheit sind die Symptome typischerweise nahrungs- oder lageabhängig, bei der koronaren Herzkrankheit belastungsabhängig. Diese Symptome bleiben ambivalent, wenn ein Patient keine dieser beiden Beziehungen angeben kann.

Ambivalente epigastrische Symptome

Ein Teil der Patienten mit endoskopisch oder pH-metrisch gesicherter Refluxkrankheit berichtet ausschließlich über epigastrischen Druck oder Schmerz. Diese Symptome können auch bei der Ulkuskrankheit auftreten. Völlegefühl und Erbrechen sind keine Symptome der primären Refluxkrankheit. Bei Magenentleerungsstörungen, die sekundär zur Refluxkrankheit führen, können sie aber natürlich vorkommen.

Symptomatik

Typische Symptome

saure Regurgitation

retrosternales Brennen

epigastrisches Brennen

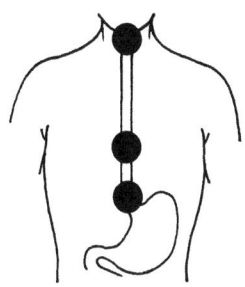

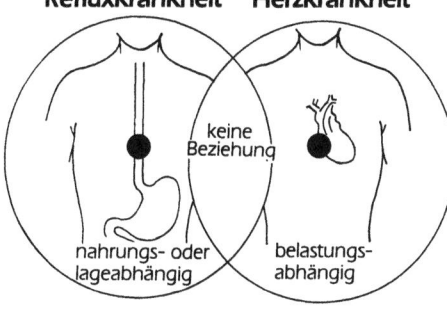

Ambivalente retrosternale Symptome

Druck
Enge
Schmerz

Refluxkrankheit **koronare Herzkrankheit**

keine Beziehung

nahrungs- oder lageabhängig

belastungsabhängig

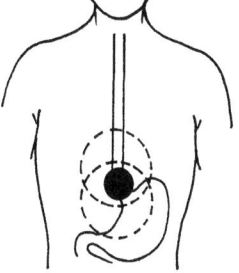

Ambivalente epigastrische Symptome

Druck
Schmerz

Diagnostik

Endoskopie

Prinzip

Zur endoskopischen Beurteilung der Speiseröhre werden heute flexible Endoskope verwandt, mit denen auch der Magen und der Zwölffingerdarm gespiegelt werden können. Außerdem ist die Entnahme von Biopsien und Bürstenzytologie möglich.

Aussage

Die Endoskopie erlaubt die Erkennung makroskopischer Refluxfolgen (Erosionen, Ulzera, Endobrachyösophagus und peptische Stenosen). Außerdem kann eine Magenausgangsstenose als Ursache einer sekundären Refluxkrankheit ausgeschlossen werden. Schließlich lassen sich ggf. andere Erkrankungen diagnostizieren, die die Symptomatik erklären können, in erster Linie Ulzera und Tumoren. Eine Refluxkrankheit ohne Ösophagitis ist nicht nachweisbar.

Indikationen

Bestehen ausschließlich typische Refluxsymptome, so ist eine Endoskopie nur angezeigt, wenn Beschwerden längere Zeit andauern. Eine sofortige Endoskopie ist bei Dysphagie oder Verdacht auf gastrointestinale Blutung angezeigt. Retrosternale Schmerzen erfordern zunächst den Ausschluß einer kardialen, evtl. pulmonalen Genese. Lassen sich diese Beschwerden aber anderweitig nicht erklären, so ist auch hier eine endoskopische Untersuchung angezeigt.

Prinzip

- flexibles Endoskop
- makroskopische Beurteilung von Ösophagus, Magen und Duodenum

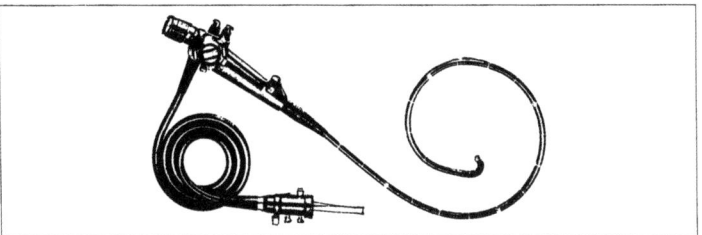

Aussage

1. Nachweis makroskopischer Refluxfolgen
2. Ausschluß einer Magenausgangsstenose
3. Andere Befunde, die die Symptome erklären

Indikationen

1. Dringlich: Dysphagie, Verdacht auf Blutung
2. Bei Persistenz typischer Refluxsymptome und auch sonstiger restrosternaler oder epigastrischer Beschwerden
3. Therapiekontrolle
4. Überwachung des Endobrachyösophagus

Endoskopische Befunde

Normale Cardia (Abb. 1)

In Höhe des Zwerchfellschnürrings geht die graugelbe, aus nicht verhornendem Plattenepithel bestehende Ösophagusschleimhaut in die rosige, aus Zylinderepithel bestehende Magenschleimhaut über. Die Grenzlinie zwischen den Epithelien verläuft gezackt und heißt daher Z-Linie (Ora serrata). Die Grenze zwischen Ösophagus- und Magenschleimhaut fällt ungefähr mit der Lage des unteren Ösophagussphinkters und dem Hiatus oesophageus zusammen.

Axiale Hiatushernie (Abb. 2)

Lassen sich proximal des Zwerchfellschnürrings nicht nur Zylinderepithel, sondern auch die typischen Magenschleimhautfalten sehen, so liegt eine axiale Hiatushernie vor. Im distalen Teil erweitert sich der Ösophagus gering (Vestibulum). Durch dessen proximale Begrenzung, den unteren Ösophagussphinkter und das Zwerchfell, kommen im „Ösophagusbreischluck" beim Vorliegen einer axialen Hiatushernie die charakteristischen drei Ringe zustande.

Rote Flecken und Streifen (Abb. 3)

Fleckige oder streifige Rötungen der Schleimhaut im unteren Ösophagus können die am wenigsten schwerwiegenden makroskopisch sichtbaren Folgen des pathologischen Refluxes sein. Solange sie keinen Fibrinbelag zeigen, ist nicht zu entscheiden, ob das Epithel noch intakt ist. Zum sicheren Beweis einer Refluxkrankheit ist eine pH-Metrie erforderlich.

Endoskopische Befunde

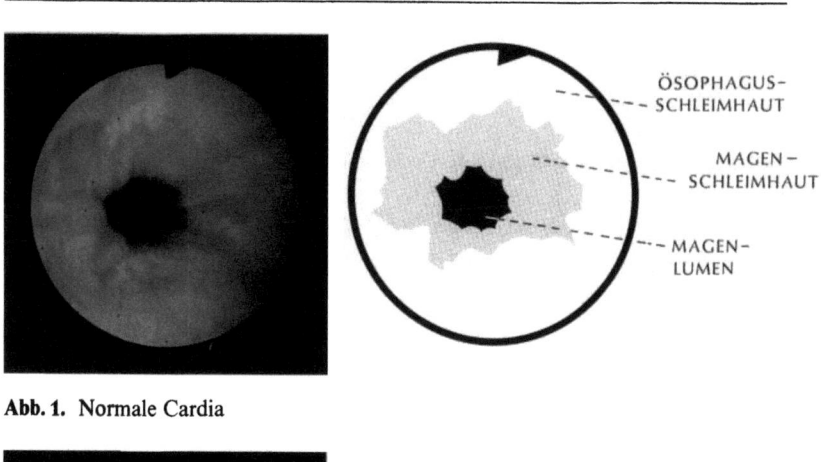

Abb. 1. Normale Cardia

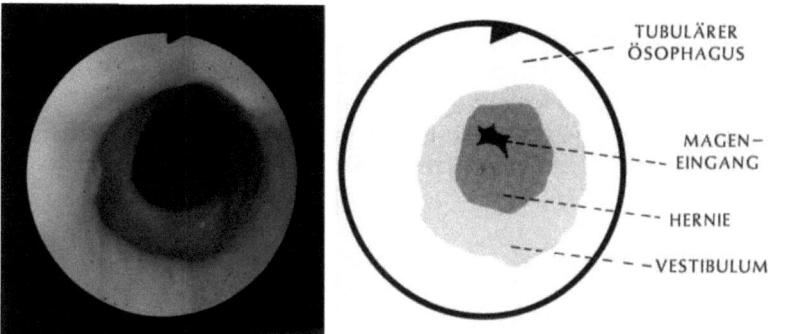

Abb. 2. Axiale Hiatushernie

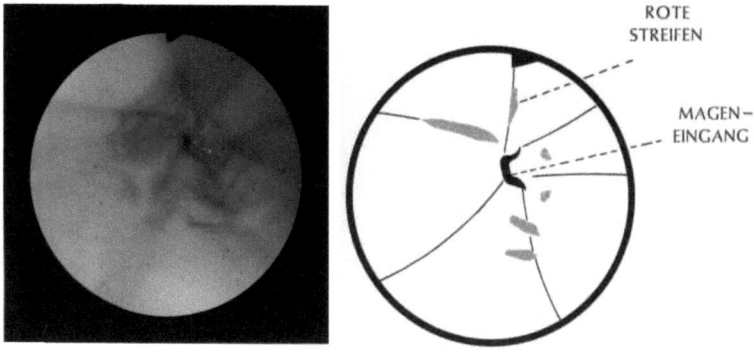

Abb. 3. Rote Flecken und Streifen

Diagnostik

Refluxösophagitis, konfluierende Erosionen (Abb. 4)

Fibrinbedeckte rote Flecken oder Streifen sind stets Erosionen. Sie können einzeln stehen oder konfluieren, in schweren Fällen auch die gesamte Zirkumferenz betreffen.

Endobrachyösophagus mit Übergangsulkus (Abb. 5)

Erosionen im Plattenepithel werden manchmal durch Zylinderepithel repariert. Bei zirkulärer Auskleidung des distalen Ösophagus mit Zylinderepithel spricht man von einem Endobrachyösophagus. Die Z-Linie liegt dann deutlich oberhalb des unteren Ösophagussphinkters. Ulzera können an der Epithelgrenze (Übergangsulkus, dieses Bild) oder im Zylinderepithel gelegen sein (Barrett-Ulkus).

Peptische Stenose (Abb. 6)

Die Vernarbung eines Ulkus kann zur Stenose führen. Makroskopisch ist eine sichere Unterscheidung von einem Karzinom nicht möglich. Das zur Stenose führende Ulkus ist innerhalb der Stenose gelegen und in der Regel nicht sichtbar.

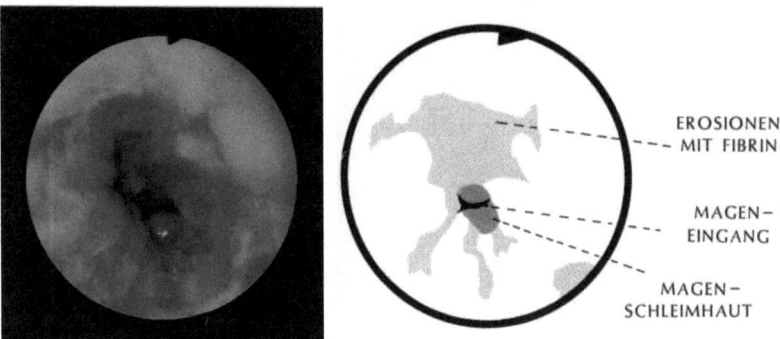

Abb. 4. Refluxösophagitis, konfluierende Erosionen

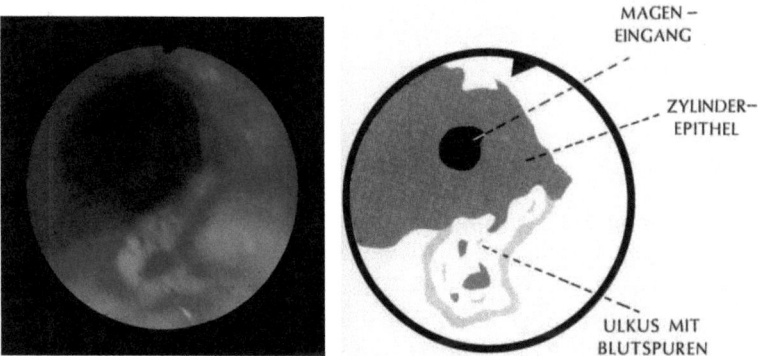

Abb. 5. Endobrachyösophagus mit Übergangsulkus

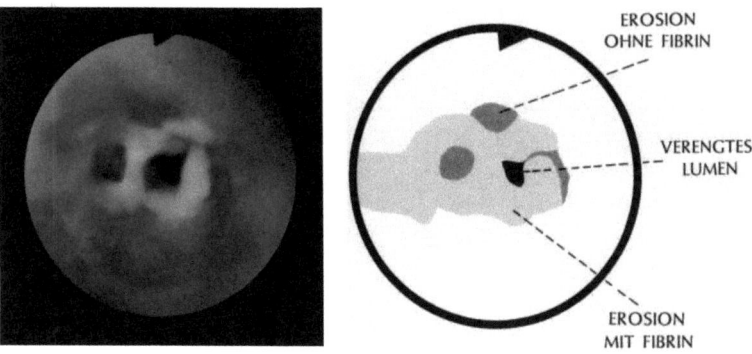

Abb. 6. Peptische Stenose

Diagnostik

Langzeit-pH-Metrie

Prinzip

Die Langzeit-pH-Metrie der Speiseröhre wird üblicherweise über 24 h durchgeführt. Das intraösophageale pH wird über eine kleine pH-Elektrode, die 5 cm oberhalb der Cardia liegt, kontinuierlich gemessen. Die pH-Werte werden auf einem batteriebetriebenen tragbaren Festkörperspeicher aufgezeichnet. Die Untersuchung wird ambulant durchgeführt und beeinträchtigt das normale Leben relativ wenig. Saure Speisen und Getränke erschweren die Interpretation (z. B. Cola und Fruchtsäfte).

Aussage

Nach dem Ende der Messung werden die Daten von einem Computer ausgewertet und graphisch dargestellt. Der entscheidende Parameter ist die Zeit in Prozent der gesamten Meßzeit, während der der pH-Wert kleiner als 4 ist. Dabei sollten die Zeiten mit aufrechter und liegender Körperposition getrennt berücksichtigt werden. Die diagnostische Aussagekraft ist wesentlich größer als die der Anamnese und der Endoskopie.

Indikationen

Beim Vorliegen typischer Symptome einer Refluxerkrankung ist eine pH-metrische Diagnostik in der Regel überflüssig, desgleichen beim endoskopischen Nachweis einer typischen Ösophagitis. Bei Zweifeln kann die pH-Metrie die Diagnose sichern. Dies ist insbesondere bei Verdacht auf nächtliche Aspiration von Interesse.

I. Aufzeichnung

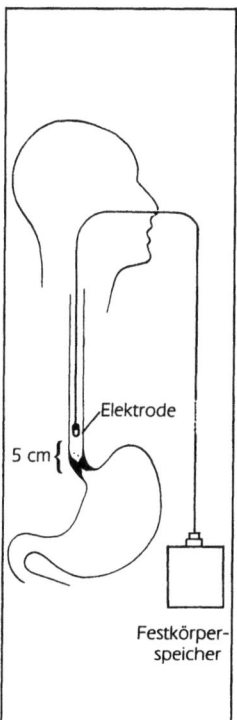

II. Auswertung

Festkörper-speicher

↓

Computer

↓

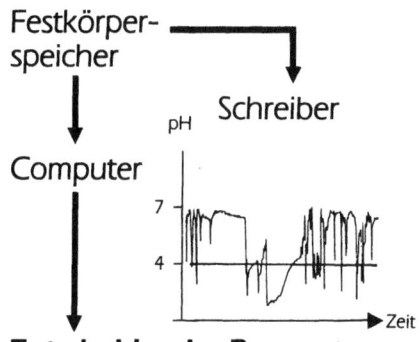

Entscheidender Parameter

prozentuale Zeit mit
pH < 4 getrennt nach
aufrechter und liegender
Position

	Normal	**Pathologisch**
aufrecht	$\leq 8\%$	$> 8\%$
	und	und/oder
liegend	$\leq 3\%$	$> 3\%$

Indikationen

1. Nachweis einer Refluxkrankheit bei negativer Endoskopie
2. Verdacht auf nächtliche Aspiration

Diagnostik

Ösophagusmanometrie

Prinzip

Zur Messung der ösophagealen Druckabläufe werden mehrere Katheter zu einer Sonde von etwa 5 mm Durchmesser zusammengefaßt. Die Drücke werden von einem Druckwandler in elektrische Signale umgewandelt, verstärkt und auf einen Schreiber ausgegeben. Die Untersuchung wird ambulant durchgeführt und dauert etwa 30 min.

Aussage

Im tubulären Ösophagus lassen sich die Peristaltik, deren Kontraktionskraft sowie die Ausbreitungsgeschwindigkeit bestimmen. Zudem können abnorme, nichtperistaltische oder zu starke Kontraktionen erfaßt werden.

Die Druckmessung im unteren Ösophagussphinkter trägt wenig zur Diagnose der Refluxkrankheit bei, wenn auch extrem niedrige Drücke praktisch nur bei Refluxösophagitis registriert werden.

Indikationen

Die Manometrie ist indiziert bei Verdacht auf Motilitätsstörungen. Bei Refluxbeschwerden ist dies wichtig, weil manche hypomotilen Funktionsstörungen zu einer Refluxkrankheit führen können. In diesem Fall ist die Indikationsstellung bzw. Verfahrenswahl zum operativen Eingriff anders zu sehen als bei ungestörter Funktion des tubulären Ösophagus. Daher ist vor Antirefluxoperationen eine Manometrie angezeigt.

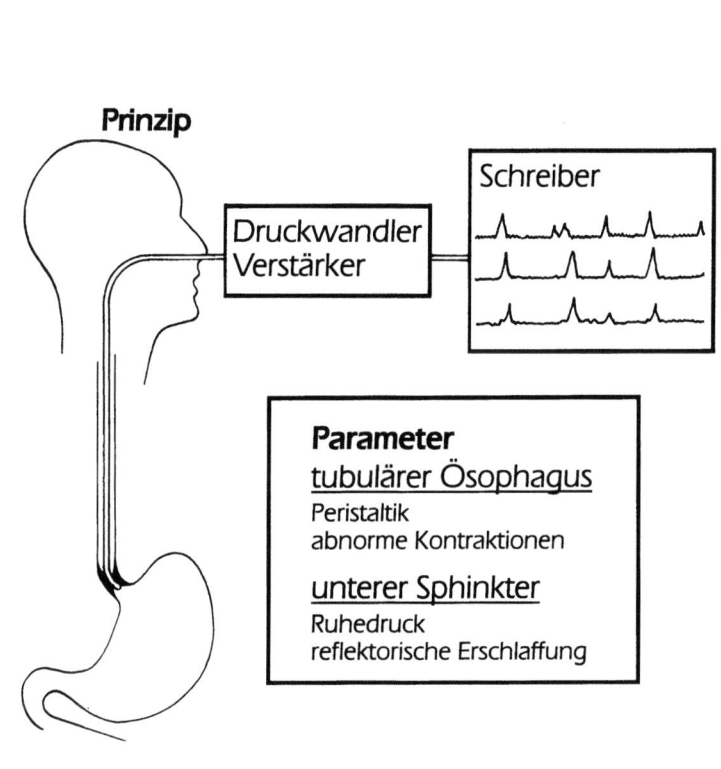

Prinzip

Parameter

tubulärer Ösophagus
Peristaltik
abnorme Kontraktionen

unterer Sphinkter
Ruhedruck
reflektorische Erschlaffung

Indikation

1. Refluxkrankheit präoperativ

2. Verdacht auf hypomotile Funktionsstörung
   (z. B. Sklerodermie, Strahlenschädigung, Achalasie)

3. Verdacht auf hypermotile Funktionsstörung
   (z. B. diffuser Spasmus)

Praktische Diagnostik

Typische Refluxsymptome

Wenn aufgrund der Symptome der Verdacht auf gastroösophageale Refluxkrankheit besteht und die Anamnese nur Tage oder wenige Wochen beträgt, so ist eine probatorische symptomatische Therapie ohne weitere Diagnostik gerechtfertigt. Ist diese erfolglos, besteht die Symptomatik längere Zeit (2–4 Wochen) oder bestehen zusätzliche Alarmsymptome, wie Dysphagie oder Verdacht auf Blutung, sollte sofort endoskopiert werden.

Nichttypische Refluxbeschwerden

Bei nichttypischen Refluxsymptomen ist eine kardiologische Diagnostik indiziert. Ist mit dieser die Symptomatik nicht zu erklären, so sollte endoskopiert werden.

Funktionsdiagnostik

Sind weder die Endoskopie noch die sonstige internistische Diagnostik in der Lage, die Symptome zu erklären, so sind Funktionsuntersuchungen angezeigt. Dabei rangiert die Langzeit-pH-Metrie vor der Ösophagusmanometrie, da die Refluxkrankheit wesentlich häufiger vorkommt als andere Mortilitätsstörungen der Speiseröhre.

Praktische Diagnostik

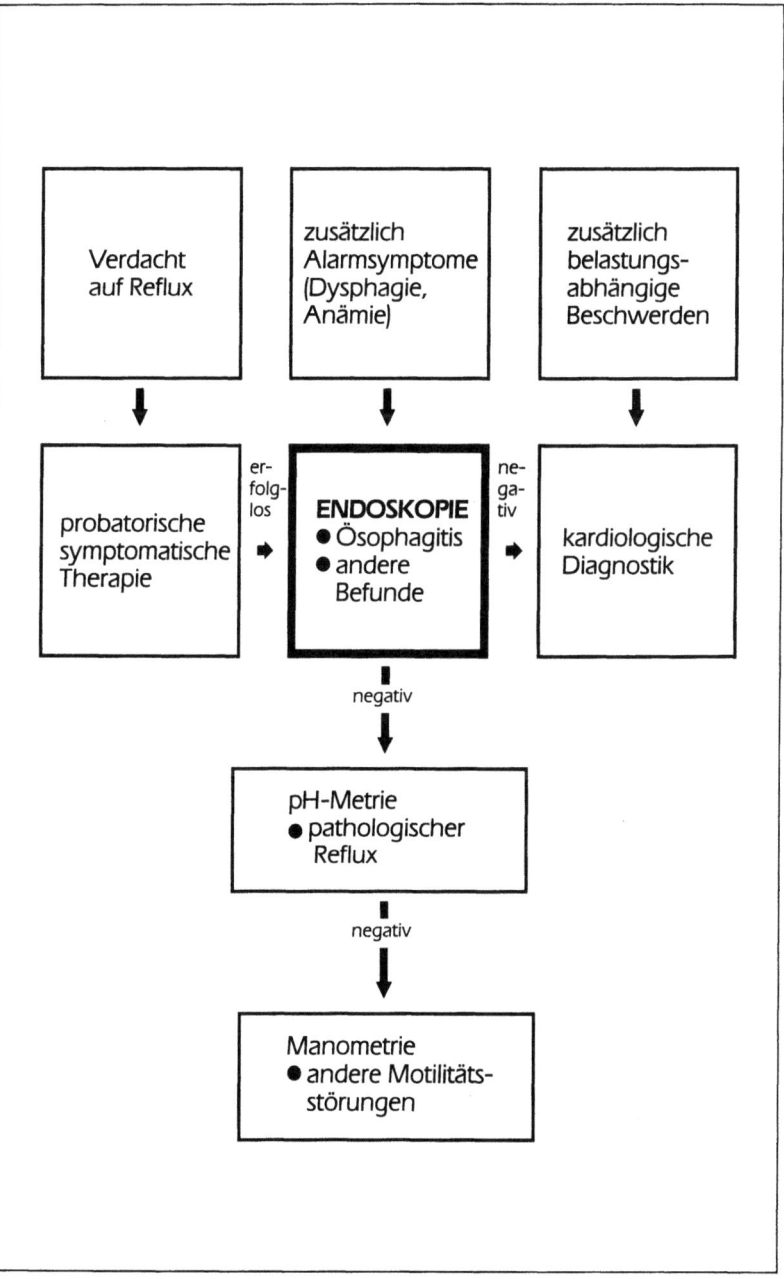

Konservative Therapie

Übersicht

Therapieziele

Bei der Refluxkrankheit ohne Erosionen und Ulzera besteht das Therapieziel in der Beschwerdefreiheit. Bei Refluxkrankheit mit Erosionen und Ulzera wird zusätzlich die Heilung der Schleimhautdefekte und damit die Verhinderung der Komplikationen angestrebt.

Allgemeine Maßnahmen

Jeder Patient sollte über allgemeine Maßnahmen aufgeklärt werden (s. S. 44). Diese sind häufig nicht ausreichend wirksam, so daß eine zusätzliche medikamentöse Therapie angezeigt ist.

Medikamente

Medikamente können über drei Prinzipien wirken: Reduktion der Azidität (und damit auch der Pepsinaktivität), Stimulation der Motilität und Schutz der Mukosa (s. S. 46). Eine Reduktion des Magenvolumens kann durch eine Hemmung der Sekretion oder eine Beschleunigung der Magenentleerung erreicht werden.

Bougierung

Bei peptischer Stenose wird bougiert (s. S. 48).

Operation

Patienten mit therapierefraktärer Ösophagitis sowie solche mit häufigen Rezidiven können nach sorgfältiger Abwägung einer operativen Therapie zugeführt werden (s. S. 50).

Therapieziele:

- bei Refluxkrankheit ohne endoskopisch sichtbare Ösophagitis:
  - Beschwerdefreiheit

- bei Refluxkrankheit mit erosiv-ulzeröser Ösophagitis:
  - Beschwerdefreiheit
  - Heilung der Epitheldefekte
  - Verhinderung/Beseitigung von Komplikationen

Therapiemittel:

- allgemeine Maßnahmen
- Medikamente
  - Reduktion der Azidität
  - Stimulation der Motilität
  - Mukosaschutz
- bei peptischer Stenose: Bougierung
- Operation

Allgemeine Maßnahmen

Allgemeine Maßnahmen werden oft a priori als einfach und harmlos angesehen. Tatsächlich ist die Befolgung der empfohlenen allgemeinen Maßnahmen bei der Refluxkrankheit schwierig. Außerdem ist die Wirksamkeit der meisten hier angeführten Maßnahmen ungesichert. Die Vorschriften sollten deshalb sorgfältig den individuellen Bedürfnissen, Beschwerden und Möglichkeiten angepaßt werden.

Das Hochstellen des Kopfendes des Betts sowie Nikotinabstinenz können mit guten Gründen empfohlen werden. Eine Hochlagerung des Oberkörpers (durch Unterstellen von Holzklötzen oder Unterlegen eines Keilkissens unter das Oberteil) beschleunigt nachgewiesenermaßen die Heilung einer Ösophagitis. Raucher sprechen auf eine medikamentöse Therapie schlechter an als Nichtraucher.

- Kopfende des Betts hochstellen

- keine opulenten Mahlzeiten

- kein spätes Abendessen

- Nikotinabstinenz

- individuelle Nahrungsmittelunverträglichkeiten beachten

- bei Adipositas: Gewichtsreduktion

Medikamentöse Therapie

Säuresekretionshemmer

Am besten belegt ist die Wirkung der Histamin-H_2-Rezeptor-Antagonisten Ranitidin und Cimetidin. Diese Therapie ist bei Patienten mit leichter oder mittelschwerer Refluxkrankheit meist erfolgreich. Im Gegensatz zur Ulkuskrankheit hat sich die einmal tägliche Verabreichung von H_2-Blockern bei der Refluxkrankheit weniger bewährt, weil auch während des Tages eine starke Sekretionshemmung erwünscht ist.

Eine noch stärkere Sekretionshemmung kann mit Omeprazol, einem Hemmer der H^+-K^+-ATPase, erreicht werden. Diese Therapie eignet sich zur Kurzzeitbehandlung schwerer Ösophagitiden, die mit H_2-Blockern nicht geheilt werden können.

Säureneutralisation

Der Beweis, daß Antazida bei der Refluxkrankheit wirksam sind, ist noch nicht überzeugend.

Motilitätswirksame Medikamente

Dopaminantagonisten, wie Metoclopramid und Domperidon, sind bei Refluxsymptomen wirksam. Es ist jedoch fraglich, ob sie auch zu einer Heilung der erosiv-ulzerösen Ösophagitis führen können. Die Resultate mit Betanechol, einem Cholinergikum, sind widersprüchlich. Cisaprid ist ein neues Prokinetikum, welches möglicherweise wirksamer ist als die bereits erwähnten.

Schleimhautschutz

Bei Sucralfat und einem Alginsäure-Antazida-Gemisch wird ein Schleimhautschutz durch Bildung eines Schutzfilms postuliert. Die Wirkung von Alginsäure/Antazidum auf die Refluxösophagitis ist ungesichert, diejenige von Sucralfat aufgrund der bisherigen Studien noch nicht ganz überzeugend.

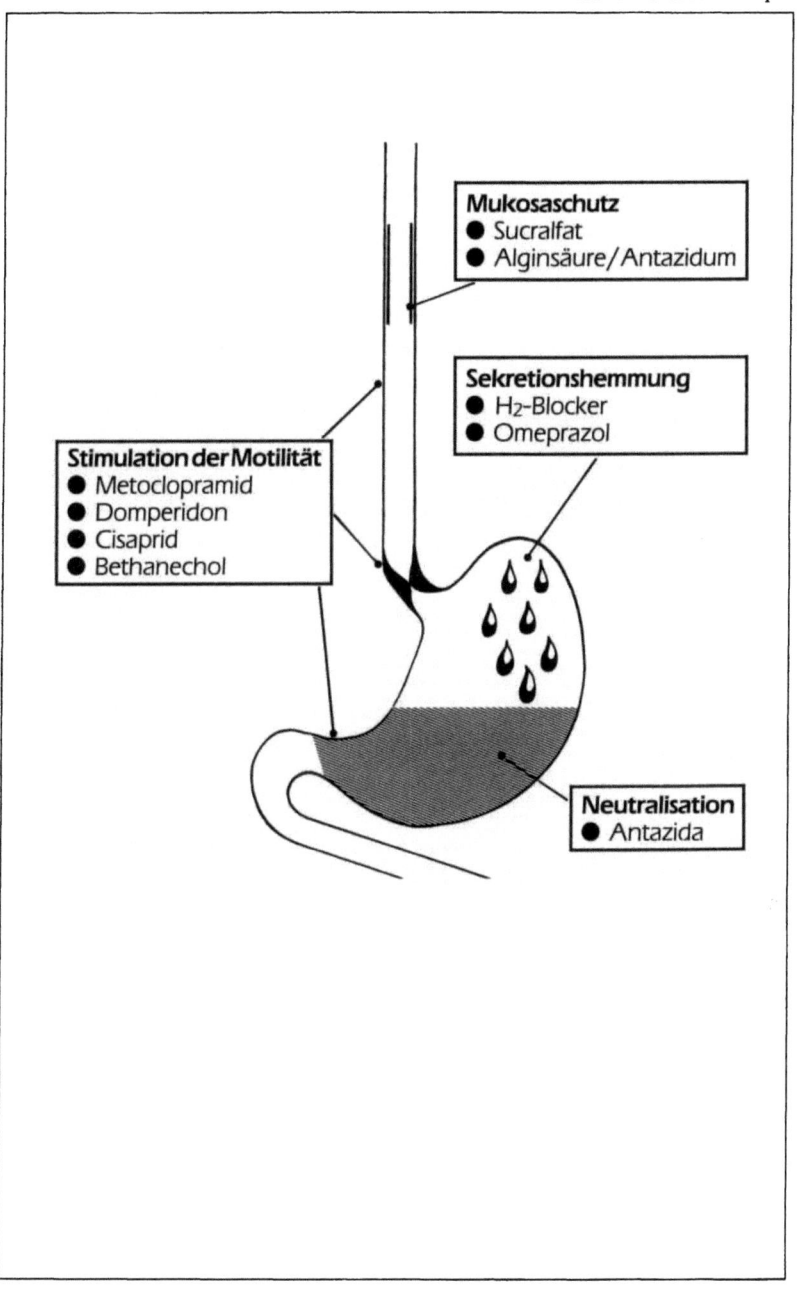

Bougierung bei peptischer Stenose

Pathogenese und Symptomatik

Wenn Reflux zu einer Schädigung der Speiseröhrenschleimhaut führt, kann es zu tiefergreifenden Defekten (Ulzera) kommen. Neben den Refluxbeschwerden erleidet ein solcher Patient selten eine Blutung aus einem Ösophagusulkus. Beim Abheilen eines Ulkus besteht eine Tendenz zur narbigen Schrumpfung, so daß eine Stenose entstehen kann. Folge ist eine zunächst nur für feste, später auch für flüssige Speisen auftretende Dysphagie. Mit zunehmender Stenosierung bessern sich bisweilen die Refluxbeschwerden, weil die Stenose auch für das Refluat ein Hindernis darstellt.

Behandlung

Die Stenose ist eine Domäne der Bougierungsbehandlung. Gleichzeitig muß eine Refluxtherapie durchgeführt werden. Die Stenose ist unbedingt zu biopsieren, um ein Karzinom auszuschließen. Häufig findet sich distal der Stenose ein Endobrachyösophagus.

Die Bougierung erfolgt heute meist mit flexiblen Plastikbougies. Diese werden zunächst über einen endoskopisch durch die Stenose in den Magen gelegten Führungsdraht eingeführt. Eine Weite des Ösophagus von ca. 13 mm garantiert im allgemeinen Freiheit von dysphagischen Beschwerden. Komplikationen (Perforation, Blutung) sind selten und können in der Regel konservativ behandelt werden, wobei allerdings ihre frühe Erkennung wichtig ist.

Langzeitbehandlung

Die Mehrzahl der Patienten benötigt mehrere wiederholte Bougierungen. Auf gute Zerkleinerung der Nahrung ist zu achten, ggf. soll die Kaufähigkeit überprüft werden. Die medikamentöse Refluxtherapie muß fortgeführt werden.

Bougierung bei peptischer Stenose

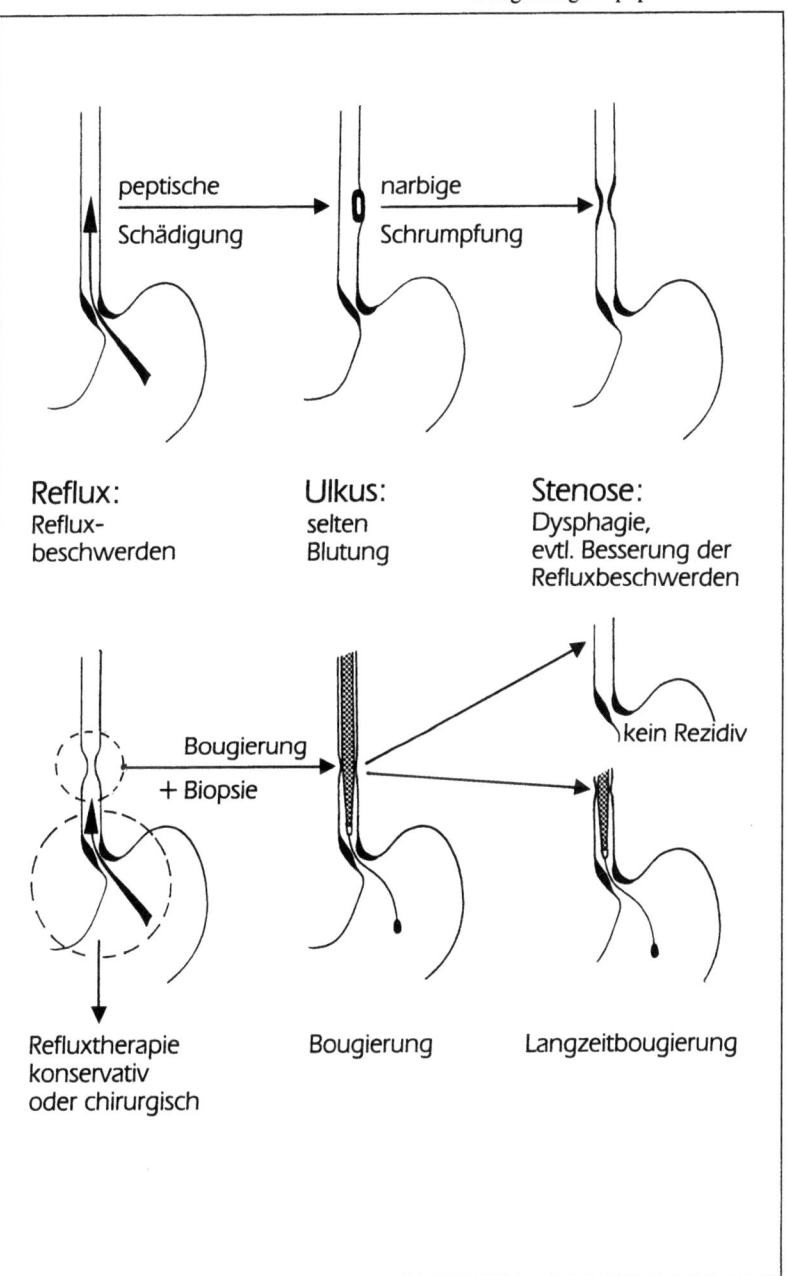

Chirurgische Therapie

Operationsmethoden

Prinzipien

Die operativen Refluxmaßnahmen können entweder direkt refluxvermindernd sein (Fundoplicatio) oder die Menge und Zusammensetzung des Refluats beeinflussen (Magenresektion mit Roux-Y-Anastomose).

Fundoplicatio

Die in ihrer Wirksamkeit am besten belegte und bei uns gebräuchlichste Operationsmethode ist die Fundoplicatio nach Nissen. Etwa 70% der Patienten sind wenigstens ein Jahrzehnt beschwerdefrei. Eine zusätzliche Vagotomie erübrigt sich, wenn nicht gleichzeitig eine Ulkuskrankheit besteht.

Andere Verfahren

Diese sind noch nicht ausreichend erprobt (Teresplastik, Angelchikprothese) oder haben deutlich schlechtere Langzeitergebnisse (Gastropexie als anatomische Rekonstruktion).

Distale Magenresektion mit Roux-Y-Anastomose

Dieses Verfahren reduziert die Säuresekretion des Magens und verhindert den Reflux von Galle und Pankreassekret. Die Operation kommt nur als Zweiteingriff nach anderen Operationen oder nach früheren Antirefluxoperationen in Frage oder wenn eine Fundoplicatio technisch nicht möglich ist. Sie gilt als das Verfahren der Wahl bei Refluxrezidiv nach Fundoplicatio.

Operationsmethoden

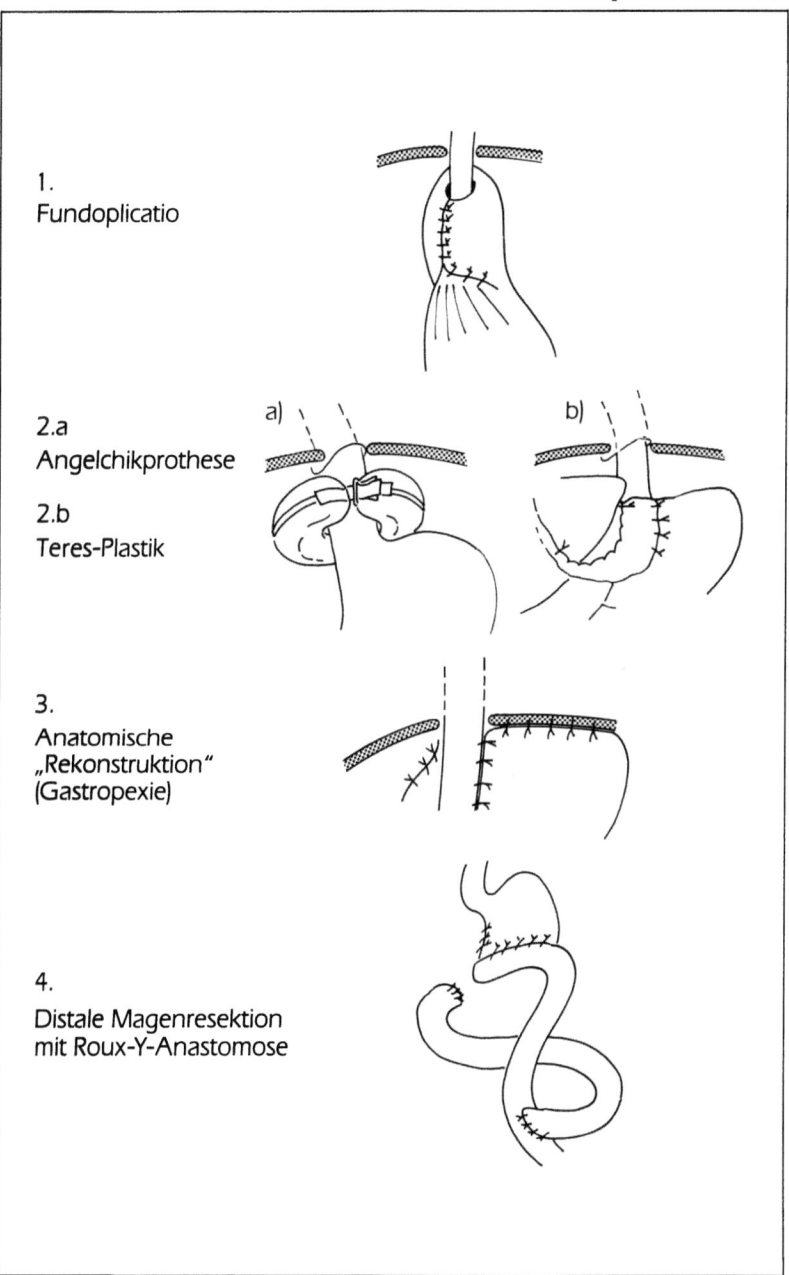

1. Fundoplicatio

2.a Angelchikprothese

2.b Teres-Plastik

3. Anatomische „Rekonstruktion" (Gastropexie)

4. Distale Magenresektion mit Roux-Y-Anastomose

Indikationen zur operativen Therapie

Eine Refluxkrankheit ohne endoskopisch erkennbare Ösophagitis stellt keine Operationsindikation dar. Bei persistierender schwerer Ösophagitis oder häufigen Rezidiven trotz adäquater konservativer Therapie kann eine Operation in Erwägung gezogen werden.

Die Entscheidung zur Operation hängt wesentlich von der Schwere der Beschwerden, vom Alter des Patienten und dem individuellen Operationsrisiko (Zusatzerkrankungen) ab.

Vor einer Antirefluxoperation sollte eine Ösophagusmanometrie (s. S. 38) erfolgen. Verminderte oder fehlende Peristaltik (gestörte Clearancefunktion, z. B. bei Sklerodermie) oder Achalasie des unteren Ösophagussphinkters können auch eine Ösophagitis zur Folge haben. In diesen Fällen würde eine Antirefluxoperation die Beschwerden des Patienten (Dysphagie) verstärken.

Indikationen zur operativen Therapie

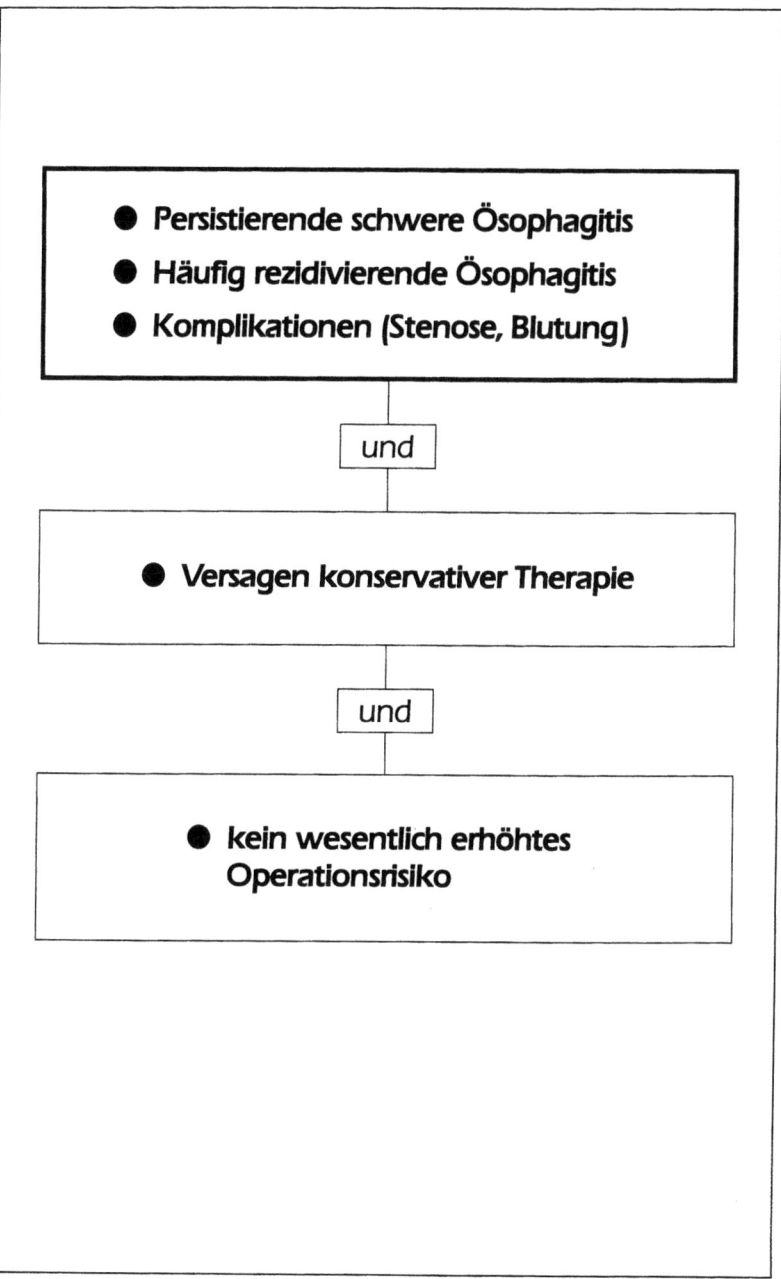

Beschwerden nach Fundoplicatio

Refluxsymptome

Die einfachste Erklärung für persistierende oder wieder auftretende Refluxsymptome ist eine Manschettenauflösung. Ebenfalls zu Reflux führt eine (von vornherein oder durch Abrutschen) zu tief gelegene Manschette, gleichzeitig aber auch zur Dysphagie.

Dysphagie

Weitere Gründe für eine postoperative Dysphagie sind eine zu eng angelegte Manschette oder eine weiterbestehende, präoperativ übersehene Ursache, wie peptische Stenose, Karzinom oder andere Funktionsstörungen des Ösophagus. Gelegentlich wird die sogenannte Retentionsösophagitis bei Achalasie als Refluxösophagitis verkannt und als solche behandelt.

Völlegefühl, Unfähigkeit aufzustoßen und zu erbrechen (Gas-bloat-Syndrom)

Eine „zu gut" funktionierende Manschette verhindert nicht nur jeglichen Reflux, sondern verunmöglicht auch das Erbrechen und Aufstoßen von Luft. Die resultierende Blähung des Magens führt zu epigastrischem Druckgefühl.

Beschwerden nach Fundoplicatio

- **Trotz korrekter Indikation:**

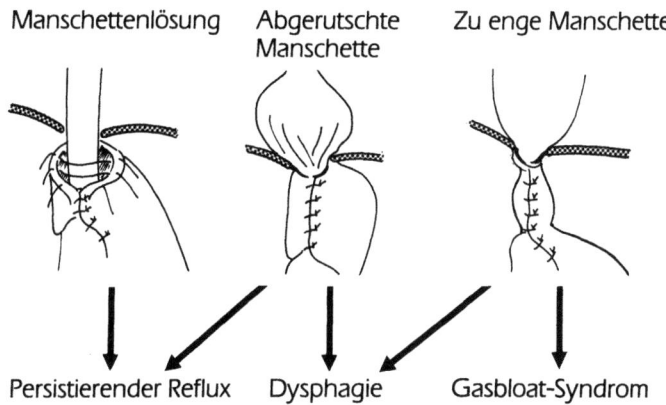

- **Wegen inkorrekter Indikation:**

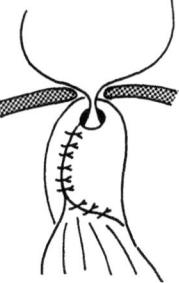

Dysphagie und persistierende Ösophagitis

Praktische Therapie

Refluxkrankheit ohne Erosionen und Ulzera

Die Therapie sollte nicht als eigentliche „Kur", sondern nach Bedarf erfolgen. Es wird empfohlen, die Medikamente vor dem Zeitpunkt der erwarteten Beschwerden zu nehmen, bei nächtlichen Beschwerden abends, bei tagsüber vorherrschenden Refluxsymptomen morgens. Eine Operation ist bei diesen Patienten nicht indiziert.

Refluxkrankheit ohne Erosionen und Ulzera

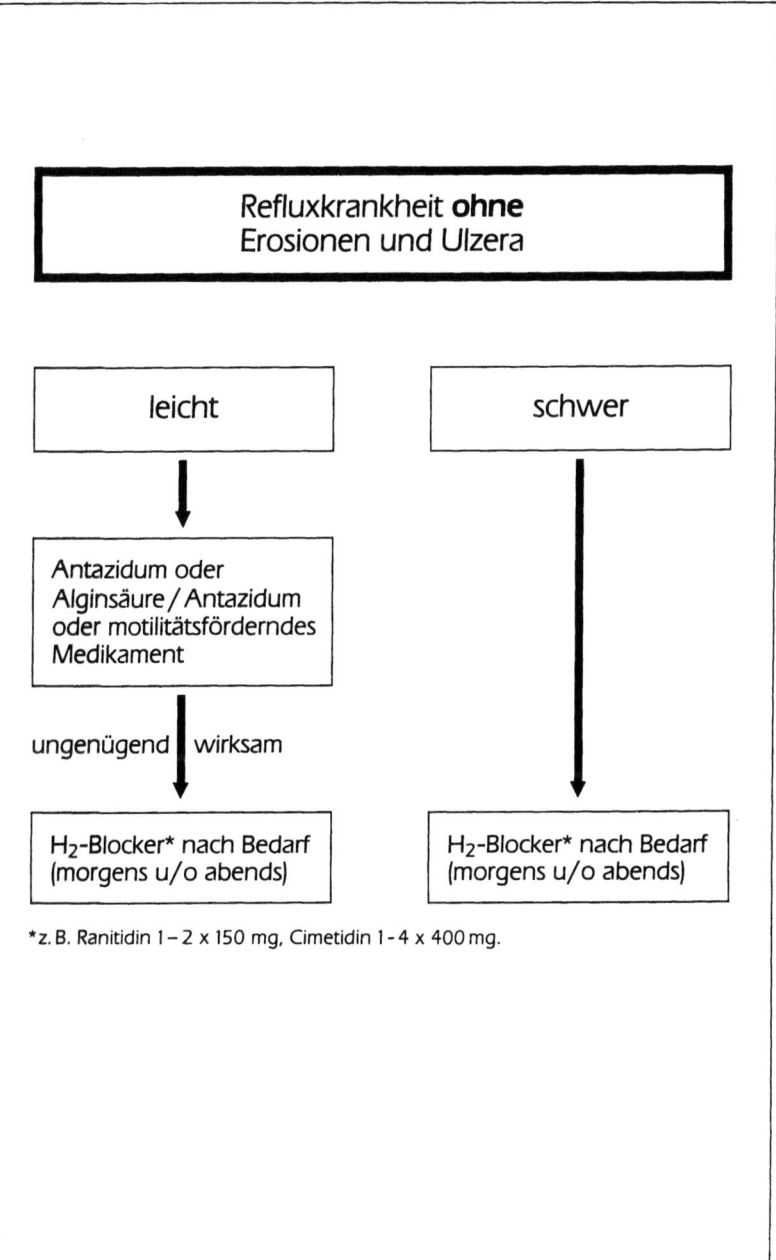

*z. B. Ranitidin 1 – 2 x 150 mg, Cimetidin 1 - 4 x 400 mg.

Refluxösophagitis

Kurative Therapie

Die Refluxkrankheit mit Ösophagitis wird heute meist mit Histamin-H_2-Rezeptor-Antagonisten behandelt. Eine schwere Refluxösophagitis, hauptsächlich bei Vorliegen einer peptischen Stenose, ist aber im allgemeinen gegen H_2-Blocker resistent, obwohl eine Besserung der Beschwerden eintreten kann. Wenn die Kontrollendoskopie nach 6-12 Wochen keine Heilung zeigt, so kann bei geringen Beschwerden die H_2-Blocker-Therapie für weitere 4-8 Wochen gegeben werden. Eine wirksame Alternative ist Omeprazol. Bei schwerer Ösophagitis ist bereits initial eine Omeprazoltherapie zu empfehlen.

Rezidivprophylaxe

Nach Heilung der Ösophagitis mit H_2-Blockern sind bei etwa einem Drittel der Patienten innerhalb von 6 Monaten Rezidive zu erwarten. Schwere Ösophagitiden, welche nur mit Omeprazol geheilt werden können, rezidivieren ohne Dauertherapie wesentlich rascher. Eine Rezidivprophylaxe mit einer reduzierten Dosis eines H_2-Blockers ist bei der Refluxösophagitis unwirksam. Es ist möglich, daß die volle Dosierung eines H_2-Blockers Rezidive verhindert. Wenn dies nicht gelingt, bleibt als einzig sichere Rezidivprophylaxe ein operatives Vorgehen. Eine Langzeittherapie mit Omeprazol kann derzeit nur bei inoperablen Patienten verantwortet werden. Die Substanz sollte aber nur im Rahmen klinischer Studien eingesetzt werden.

Refluxösophagitis

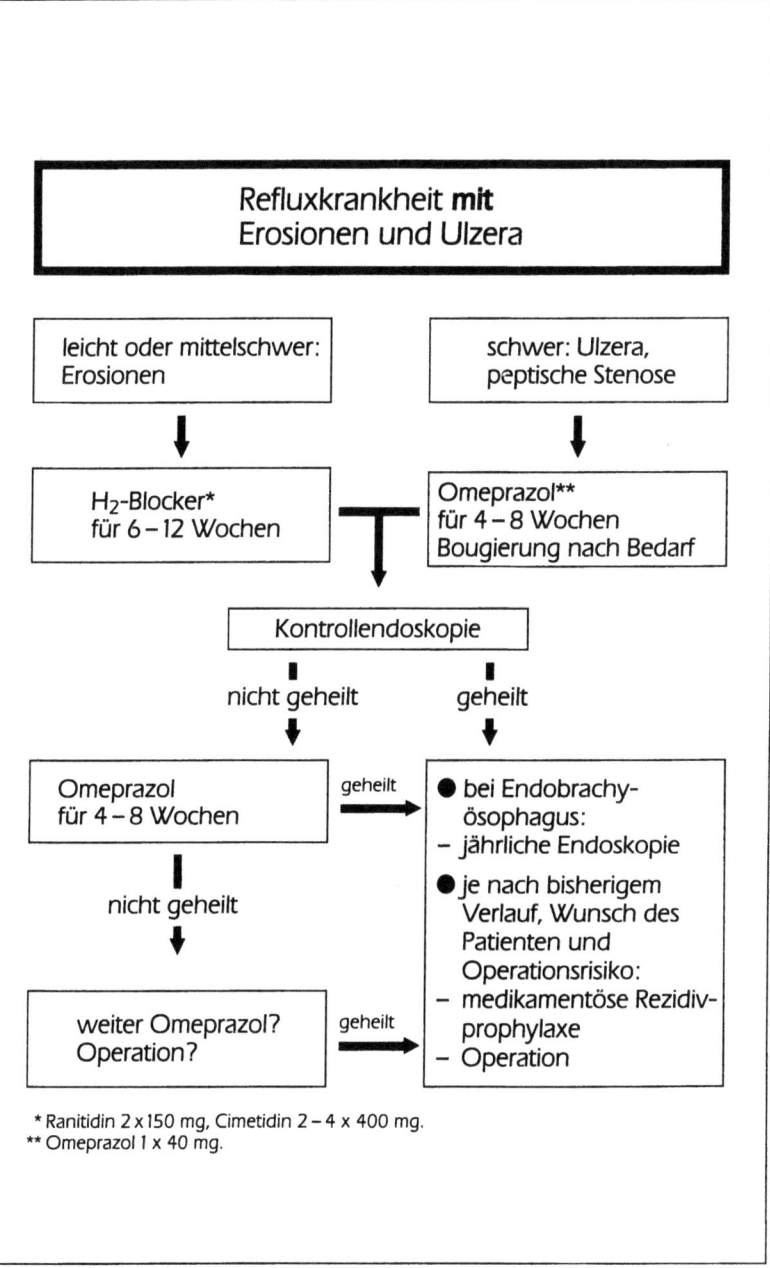

* Ranitidin 2 x 150 mg, Cimetidin 2 – 4 x 400 mg.
** Omeprazol 1 x 40 mg.

Literatur

Ackermann C, Margreth L, Muller C, Harder F (1988) Das Langzeitresultat nach Fundoplicatio. Schweiz Med Wochenschr 118: 774-776
Blum AL, Siewert JR (1982) Refluxtherapie. Springer, Berlin Heidelberg New York
Dent J, Holloway RH, Toouli J, Dodds WJ (1988) Mechanisms of lower esophageal sphincter incompetence in patients with symptomatic gastroesophageal reflux. GUT 29: 1020-1027
Hetzel DJ, Dent J, Reed W et al. (1988) Healing and relapse of severe peptic esophagitis after treatment with omeprazole. Gastroenterology 95: 903-912
Koelz HR, Siewert JR, Blum AL (1986) Therapie der Refluxkrankheit. Dtsch Med Wochenschr 111: 105-109
Koelz HR, Birchler R, Bretholz A et al. (1986) Healing and relapse of reflux esophagitis during treatment with ranitidine. Gastroenterology 91: 1198-1205
Müller-Lissner SA (1987) Motilitätsstörungen der Speiseröhre. Leber Magen Darm 17: 19-27
Richter JE, Laurence A, Castell DO (1989) Esophageal cest pain: Current controversies in pathogenesis diagnosis, and therapy. Ann Intern Med 110: 66-78
Savary M, Miller G (1977) Der Oesophagus. Gassmann, Solothurn
Stuart RC, Dawson K, Keeling P, Byrne PJ, Hennessy TPJ (1989) A prospective randomized trial of Angelchik prosthesis versus Nissen fundoplication, Br J Surg 76: 86-89

P. G. Scheurlen, Homburg/Saar
(Hrsg.)

Differentialdiagnose in der Inneren Medizin

1989. XIII, 710 S. 66 Abb. 246 Tab.
Geb. DM 148,- ISBN 3-540-19050-3

Der Patient hat Fieber. Welche Krankheit steckt dahinter?

Die **Differentialdiagnose in der Inneren Medizin** geht von den Fragen aus, wie sie sich in der Praxis täglich stellen. Die Einteilung nach Symptomen macht ein rasches Nachschlagen möglich, wenn es gilt, die richtigen diagnostischen Maßnahmen einzuleiten. Die sinnvollen und notwendigen Schritte zur Abklärung der Symptome und Funktionsstörungen werden erläutert und die in Frage kommenden Diagnosen dargestellt. Dabei finden auch seltenere Erkrankungen Berücksichtigung.

Besonderer Wert wurde auf die Darstellung diagnostischer Methoden und ihre kritische Bewertung gelegt. Zahlreiche Tabellen und einprägsame Abbildungen ergänzen das von vielen Beitragsautoren geschaffene und wie aus einem Guß wirkende Nachschlagewerk. Eine kompetente Informationsquelle und Ergänzung zu der vorhandenen Literatur auf dem Gebiet der Inneren Medizin.

Springer-Verlag
Berlin Heidelberg
New York London
Paris Tokyo Hong Kong

Springer

F. Müller, O. Seifert

Taschenbuch der medizinisch-klinischen Diagnostik

Herausgeber: G. A. Neuhaus

72., überarb. und erw. Aufl. 1989. Etwa 1060 S.
160 Abb. 195 Tabs. 9 Farbtafeln. Geb. DM 98,-
ISBN 3-540-50714-0

Der MÜLLER-SEIFERT hat sich in seiner über 100jährigen Geschichte als ein geradezu unentbehrliches Nachschlagewerk für Ärzte aller Fachrichtungen in Praxis und Klinik erwiesen. Die stürmische Entwicklung auf allen Gebieten der medizinischen Diagnostik hat schon nach wenigen Jahren eine gründliche Überarbeitung alle Kapitel des MÜLLER/SEIFERT erforderlich gemacht.
In der jetzt erscheinenden 72. Auflage wurden die Kapitel Wasser-, Elektrolyt- und Säure-Basenhaushalt, Immunologie – Rheumatologie – Vaskulitis und das Teilkapitel maligne lymphatische Systemerkrankungen neu geschrieben. Modernen Methoden und Konzepten, z. B. der eingehenden Darstellung der Farbkontrast-Doppler-Echokardiographie, der Computertomographie, der Kernspintomographie und spezieller endoskopischer Verfahren, wurde in den jeweiligen Kapiteln breiter Raum gegeben.
Durch die konzeptionellen und methodischen Fortschritte wurde auch eine kritische Neubewertung bisher häufig gebrauchter diagnostischer Verfahren notwendig. Nach wie vor bilden Sensitivität und Spezifität der diagnostischen Methoden, Belastung und Gefährdungsgrad der Patienten bei der Anwendung der beschriebenen Verfahren sowie der apparative und personelle Aufwand der Methoden im Hinblick auf deren Kosten-Nutzen-Relation die Kriterien, an denen sich unsere Diagnostik messen lassen muß. Diesen Kriterien ist deswegen durchgehend besondere Aufmerksamkeit gewidmet worden.

Springer-Verlag
Berlin Heidelberg
New York London
Paris Tokyo Hong Kong

Springer

MIX
Papier aus verantwortungsvollen Quellen
Paper from responsible sources
FSC® C105338

If you have any concerns about our products,
you can contact us on
ProductSafety@springernature.com

In case Publisher is established outside the EU,
the EU authorized representative is:
**Springer Nature Customer Service Center GmbH
Europaplatz 3, 69115 Heidelberg, Germany**

Printed by Libri Plureos GmbH
in Hamburg, Germany